精神科医 和田秀樹の「自尊死」のすすめ

患者よ！ 医者を信じるな

和田秀樹［著］
Hideki Wada

アーク出版

プロローグ

精神科医の私が、なぜ老人医療に取り組むのか

老いの入口に立ったとき考えるべきことがある

本書のタイトルは『「自尊死」のすすめ』というものです。

これは、巷で話題になっている尊厳死や安楽死とは、まったく別のものと理解していただきたい。

尊厳死や安楽死というのは、死期が迫っていて、医療行為がないと生きていけない人に、どこまで医療を施すべきか、医療を続けるべきかという発想のものです。

医療を打ち切るべきと言っている人の、いちばんの論拠は、このままでは、患者さんが可哀想だ、人間としての尊厳を傷つけているというものでしょう。

たしかに、傍から見ていて、点滴やチューブなどでつながれながら生きている状態が痛々しく映るかもしれません。しかし、多くの場合、患者さんのほうはすでに意識を失っていたり、混濁していたりしていることが多く、どのくらい苦しいのかはわからないのです。また、その治療を受ける期間も決して長いものではありません。

私が、今回提言する「自尊死」というのは、終末医療の話ではなく、老いの入口に立ったとき、つまり元気なうちから、人生の幕を下ろすまで、どんな生き方をすれば納得できる最期を迎えられるかを問うものです。

詳しくは本文で述べますが、検査データの数値を必要以上に気にしたり、何種類もの薬を押しつけられて、かえって身体のだるさを感じたり、我慢ばかりさせられる治療を受けたりすることを、よしとせず、自分らしい生き方をまっとうした結果を「自尊死」と考えました。

私が25年にわたって、老人医療にたずさわる精神科医として学んだことや感じたことがベースになっています。

自分らしい最期を迎えるために高齢者が選ぶべき病院とは

それまで元気に日常生活を送っていたお年寄りが、ちょっと具合が悪くなったとき、どんな病院に行くでしょうか。

おそらく近所の開業医か、地元の大きめの病院を選ぶでしょう。

もちろん、自分の足でふつうに歩いて通院できる人が、その病院で高血圧や糖尿病と診断されたとしても、薬を飲んで治療できるレベルなら問題ありません。

もう少し病状が深刻で、脳卒中や心筋梗塞などで倒れた場合は、国立病院や救命救急指定の総合病院に搬送され、しばらくはそこで入院することになるでしょう。

そのあと無事に退院して日常生活に戻れれば問題ありませんが、急性期が過ぎて高レベルの要介護状態になったり、独居その他の事情で家に帰れない場合は、次の病院に転院することになります。

それがいわゆる老人病院（療養型病床群）です。

ここは、自宅に帰れるようになるためのリハビリをおこなったり、患者さんが亡くなるまでのサポートをするところで、外来はほとんどやっていません。ただ、現在では、こういう病院でも半年くらいで退院させられるのが原則で、次の病院を探すか、自宅で看るしかありません。

乳幼児には小児科という専門の窓口があるように、高齢者専門の外来をおこなっているところは、二つのタイプがあります。

ひとつは大学病院のいわゆる老人科・老年科です。

本文で詳述しますが、大学病院の老人科・老年科は「老」という字を標榜してはいても、老人特有の身体について、その実態を正しく理解していません。そのため、若年や中年の患者さんと同じような治療方針で患者さんを診ているところが大半です（全部といっても言い過ぎでないかもしれません）。

高齢者専門の総合病院が老人医療に関わるようになった私の原点

もうひとつは、高齢者専門の総合病院です。

ここでは、通常の外来診療もおこなえば、脳卒中、心筋梗塞、肺炎、骨折といった急性期治療もおこないます。

たとえば、薬の量を高齢者向けに調節したり、寝たきりにならないように、リハビリと治療を連動したプログラムを組んだり、老人独特の精神的ダメージのサポートもしていくのが特徴です。

私が高齢者だったら、当然、後者の老人専門病院にお世話になりたいと思うところですが、残念ながら、全国に四つしかありません。

そのうちのひとつである東京都杉並区にある浴風会病院に、私は１９８８年から内科も診る精神科医として勤務することになりました（私の専門は精神科医ですが、東大病院の研修医時代と国立水戸病院でのレジデント時代に、内科のトレーニングも受けていました）。

もともと関東大震災で自活できなくなった老人のために建てられた老人ホームなのですが、現在では、一般老人向け病院のほかに、介護段階と目的に応じた三つの老人ホーム、ケアハウスなどを併設する日本の老年医療の発祥の場です。

この病院は、「老人は、具合の悪いところだけを診るのではなく、身体全体を診ないといけない」という考え方が徹底しているところで、循環器内科、呼吸器内科などという臓器別診療をおこなわず、ひとまとめの内科として外来診療をおこなっているのも特徴的です。

心と身体の結びつきが強い高齢者。精神科医の果たす役割は大きい

この浴風会病院で、私は、たいへん多くのことを学びました。

なかでも、現在の私の医療者としてのバックボーンになっているのは「高齢者は若

い人よりも、はるかに心と身体の結びつきが強い」ということです。

たとえば、若い人がうつになって、食事があまりとれない状態になっても、すぐに身体のどこかが病気になることはありません。

ところが老人は、うつにかかって食欲がなくなると、短期間に脱水症状を起こして血液が濃くなってしまい、その結果、脳梗塞や心筋梗塞を起こすことがあります。反対に、骨折や肺炎などの身体的なダメージで入院したら、それがうつの原因になりかねないのです。

要するに「心身相関」つまり「心と身体のリンク」が老人の場合は強いということです。

心の状態の善し悪しが身体のコンディションに影響し、身体の調子によって心の具合も左右されてしまう……。

高齢者の医療というと、内臓や脳神経のことばかりが注目されがちですが、年をとればとるほど精神科医が必要になります。

「病棟の○○さんが、昨日の朝からほとんど食事をとらなくなっているので、和田先生、診てください」

「ホームの△△さんが、リハビリをしたがらないので、ちょっと話をきいてあげてもらえますか」

「□□さんが、夜になると大声を出すようになったので、せん妄（ぼけによく似た症状）かどうかを診ていただけないでしょうか」

など、当時の私は「老人だけを診る」という得がたい経験をしました。

そこで数え切れないほど多くの「心身相関＝心と身体のリンク」を診たことで、若い人や中年の人向けの医療を、そのまま高齢者に施してはいけないということを痛感したわけです。

いっぽうで、大学病院の老人科は、1時間以上かけて電車とバスを乗り継いだり、なかには自分でさっそうと車を運転してくることができるような患者さんが待合室を埋めています。しかも数時間待たされても大丈夫という人たちです。

診察の前に、たとえば、

「検尿、採血、レントゲン検査をしてきてください」

と言われれば、スタスタ自分の足で歩いて、100メートル以上離れた検査室をいくつもはしごして、苦もなく外来診察室に戻って来られる人がほとんどです。

こんなふうに元気に大学病院に来て、診察を受けられる人は、年をとっているといっても、70代の前半くらいまででしょう。そんな〝若い〟患者さんばかりを診ていて、はたしてその病院や医者は「老人病のエキスパート」と呼べるのでしょうか。

私が浴風会で診ていた患者さんは、平均年齢が85歳に近いくらいでした。

たかだか10歳差。どちらも同じ高齢者だろうと考えるのは、とんでもない間違いです。40歳と50歳の医療は同じでもかまいませんが、75歳と85歳を一緒にすべきではありません。

人は、心も身体も高齢になると、はるかにデリケートで複雑になっていくからです（もちろん、個人差はありますが）。

すべての人に訪れる「死」。「自尊死」とは自分らしく生きた結果

簡単な自己紹介でしたが、私は約四半世紀にわたって、高齢者の身体と心を、現場で数多く診てきました。

さて、私には老人専門精神科医という顔のほかに、映画監督、大学受験や教育問題

についての本を出したり……という顔もあります。いってみれば精神科医としての「守備範囲」以外のことに手を出しているわけで、それについて批判する人がいることは承知しています。

しかし、だからこそ、本業の仕事に対して人一倍真剣に取り組み、勉強も欠かさずにいるわけです。知識不足のせいで、「そら、見たことか」と言われるのは心外ですから。

また、「老人科専業の研究医でもないくせに……」との声もあります。しかし、フィールドのかぎられた研究レベルでなく、現場の医師として、私よりも多く、実際の高齢者の心と身体を診察している精神科医は、国内に10人もいないと自負しています（異論のある医師がいたら、公開討論というかたちで受けて立ちます）。

その経験から、つねづね苦々しく思っていたのは、

「自然死もしくは尊厳死と、最期まで積極的に延命治療をおこなうのと、どちらを選びますか」

「末期がんの場合、最期まで抗がん剤を使うか、緩和ケアで残った時間を充実させて過ごすか、どちらにしますか」

という終末期医療、つまり人生の最期、それこそ「終わり間際の選択」ばかりが取り沙汰されていることです。

終末期を迎えるもっと前から死に方＝生き方を考えるべき

私はもっと早い段階から、「老後の生き方」を高齢者が自分の意思で選ぶことで、やがて訪れる死を「納得できるもの」にできるはずだと考えています。

高齢者になれば、なんだかんだと身体に不具合は出てきます。

健康診断や人間ドックを受ければ、ひとつやふたつ「要精検」（＝精密検査を要す）という結果も出るでしょう。でもそれは、本文で述べるとおり「当たり前の話」なのです。

検査での異常値をすべて「正常値」にするために、医者の指示どおりに薬を飲み、治療をすることが、その人の晩年を必ずしも幸せにするとはかぎりません。

詳しくは第一章以降でお話ししますが、薬をきちんと飲むことが、かえって身体をだるくしたり、うつやせん妄につながったりします。

むしろ、あまり必要のない薬は飲まず、医者の言いつけ（体重を減らせ、たばこはやめろ、血圧を下げろ……など）を守らなくても、そこそこ元気に、寿命をまっとうできるということが、少しずつわかりはじめているのです。

死にあらがわず、自分らしさを捨てず。覚悟を決めた人の生き方は美しい

本書は、「自分らしく生きて、納得して最期を迎えること」を「自尊死」と位置づけました。「自尊死」というと、「尊厳死」とどう違うか、疑問をもたれる方もいるでしょう。

世間一般に知られている「尊厳死」の概念は、おおむね「いままさに死んでしまうというとき、どうするか」ということだけにフォーカスしていますが、私が本書で述べる「自尊死」は、

「最期の瞬間を迎えるまでに、元気なうちから死ぬまでのタイムライン（＝時間の経過と道すじ）を想定して、どう生きるかを自分で決めれば、納得して死ねる（かもしれない）」

という視点でアプローチしています。

「かもしれない」というのは、たとえ、そう思って日々をすごしていても、「いつ、どこで、何が起こるかわからない」のも、また「人生」だからです。

「こうすれば絶対長生きできる」「こうすればピンピンコロリで死ねる」という指南書ではありませんが、日本でも数少ない老人専門の精神科医の立場から見た、高齢社会に提案する「新しい人生設計のすすめ」として、お読みいただければ幸甚です。

和田秀樹

平成24年8月

もくじ

精神科医 和田秀樹の「自尊死」のすすめ

もくじ

第二章　高齢者の脳と心を襲う病
～憂慮すべきは認知症よりも「うつ」～

第三章　年齢にとらわれない「老い」とのつきあい方
～老いと闘うか、受け入れるか～

第四章　老いの入り口で考えるべきこと
～ぼける前に準備しておきたい老後の暮らし方～

第五章 自分らしい最期の迎え方
～考え方次第で死に方が違ってくる～

装丁――――石田嘉弘
本文DTP――ニシ工芸
編集協力――久ケ澤和恵

第一章

間違いだらけの老人医療

～医療の常識が高齢者の身体を痛めつけている～

病院に行くたびに検査、検査、検査…

❖高齢者の身体を考えていない医療モデル

「慢性心不全と胃炎と糖尿病をわずらっていて、月に2～3回、病院通いしているんですが、行くたびに採血されて……貧血になったりしないんでしょうかね」

と、知り合いの男性（70代後半）にたずねられたことがあります。

さすがに貧血になるほど血を採られることはないと思いますが、年をとって、いっぺんに三つも四つも病気を抱えるようになると、

「呼吸器内科、循環器内科、泌尿器科、整形外科、皮膚科にかかっているので、その都度、検査を受けています」

などということも珍しくありません。

日によって受診する科が違えば、そのたびに似たような検査を受けさせられることもあるでしょう。

「おととい、同じ病院の泌尿器科で採血したのに、なんで今日も循環器内科で採血し

なきゃいけないの？」

と患者さんが思うのもムリはありません。

若い人であれば、何か病気が見つかったとしても、たいていひとつです。たとえ、いろいろな症状が同時に出ていたとしても、原因となっているのはひとつの病気というのが一般的です。

その場合、胃潰瘍なら消化器内科とか胃腸科、不整脈なら循環器内科というように専門の科で検査をおこない、その結果に基づいて治療を進めていきます。

つまり「この病気には、この検査と、この治療」というモデルが成り立つわけで、患者さんが若い人であれば、同じような検査を何度も受けさせられることは少ないはずです。

いっぽう、65歳を超えた人が病院を受診する割合は全世代の平均受診率の約2・5倍、入院率は約6・3倍とされています。

年をとると、どうしても、ひとりでいくつもの病気を抱えることが多くなり、必然的に複数の診療科にまたがって病院のお世話にならざるを得なくなってきます。

おおかたの病院では、高齢者に対しても「ひとつの病気については、その病気の専門医が治療する」という若い人向けのモデルを変えていません。

そのため、「ひとつの病気だけ」を診断する検査を、あっちの科でも、こっちの科でも実施します。当然、前述のように同じ病院なのに3日とあけずに採血されるようなことが起こります。

❖患者の都合は病院の不都合

もしも患者さんが、

「あさって、別の科を受診する予定なので、そのぶんの検査も、いま一緒にまとめてやっていただけませんか」

と言ったとしても、

「こちらの科で診るのはこの病気ですから、別の病気については、そちらの科を受診したときに検査してもらってください」

と言われてしまうのがオチ。

「これって、患者を検査づけにして、そのたびに検査費用を取るビジネスモデルじゃないの？」

などと邪推されても仕方ありません。

本来なら、大学病院や地域の大病院のように複数の科をもつところでは、それぞれの科の専門医が連携して、1回あたりの採血の検査項目をトータルでオーダーすれば、患者さんの苦痛は一度（もしくは、いまよりも少ない回数）で済むはずです。

もっとはっきり言うなら、患者さんの「臓器」だけを診るのではなく、「全体」として総合的に診られる医者がいれば、週に3回通院して3回とも採血されるなどということは起きないはずです。

詳しくは後述しますが、各科からそれぞれの病気の薬が処方されると、1日に飲まなければならない薬の種類も量も多くなります。

胃を荒らさないための薬を複数の科から処方されて、本来の病気を治療する薬以外に、毎食後3種類の胃薬を飲んでいるなどということもザラ。

「食後のデザート」なんて冗談を言いながら、あちこちの病院からもらった薬を何錠も水で流し込んでいる高齢者が、日本中にたくさんいるに違いありません。とても残念なことです。

「検査データが異常なら病気」という誤解

❖「正常値神話」は老人に通用しない

日本の医療現場では、患者さんが若かろうが年寄りだろうが、検査結果をとにかく「正常値」にしようとするのが大前提となっています。

とりわけ、コレステロール値、血圧、血糖値などについて、私に言わせれば「医者も患者も神経質になりすぎではないか」というくらい正常値にこだわります。

たしかに、若い人や働き盛りの世代にはそれでもいいかもしれませんが、高齢者の場合、検査値をむりやり正常にすることが、かえって逆効果になることは、あまり知られていません。

たとえば、血圧が高めの人に降圧剤を飲ませると、元気がなくなったり、頭がふらついたりすることがあります。

「でも、血圧は正常のほうが、脳卒中を起こすリスクは低いから」

と服薬を続けていれば、脳卒中ではなく、ふらついたことが原因で転倒して骨折してしまうかもしれません。

脳卒中を起こすリスクと、ふらついて転ぶリスクをくらべたら、転ぶリスクのほうがはるかに高いでしょう。

しかも高齢者の場合、骨折が寝たきりの原因となり、そのせいで急速に認知症のような症状が進むケースも多々あります。

コレステロール値に関しても低いほうがいいというのが一般的な常識で、たしかに心筋梗塞や狭心症はコレステロール値が高いほど起きやすくなります。

けれども、日本の高齢者に関しては、正常値よりも少し高めのほうが長生きするという疫学的なデータがいくつも出されています。

たとえばコレステロール値が低いほうが、がんになりやすいという指摘があります。前がん状態の細胞を殺してくれる免疫細胞は、コレステロール値が、ある程度高いほうが活発にはたらくからです。

もっと言うと、コレステロール値が高めの人は、うつになりにくいというデータもあります。これは、コレステロールにはセロトニンという物質を脳に運ぶはたらきがあるためです。

❖血糖値は高くて当然

血糖値についてもしかり。

高齢の糖尿病患者に薬やインスリンを使って、血糖値をむりやり正常値にしようとすると、明け方に低血糖状態になり、脳がダメージを受けて、ぼけたようになってしまうことがあります。

ところが、同じ患者で薬やインスリンを減らし、血糖値をやや高めに戻すと見違えるように元気になります。

私が勤務していた浴風会という老人病院で、脳の解剖に立ち会ってよくわかったことですが、高齢者は大なり小なり動脈硬化があり、血管の壁が厚くなっています。にもかかわらず、血糖値や血圧の正常値にこだわって、若い人並みに低くすると、脳にブドウ糖が行き渡らなくなってしまいます。

浴風会では、高齢者のグリコヘモグロビン（HbA1c ＝赤血球中のブドウ糖と結合したヘモグロビン。平成24年4月から使用されている国際標準値での正常値は6・2%〜6・9%未満）について、年齢×0・1まで許容範囲としていました。つまり、78歳なら7・8くらいまでは問題なしという考え方です。

事実、それで患者さんの具合が悪くなったことはありませんし、その後の経過も良好のようです。

ことほどさように、検査の「正常値」は高齢者の場合、「絶対的な指標」にはなり得ません。

もし、血圧が高いと診断され、処方された降圧剤を飲んで、「検査数値は正常になったけれど身体がだるい、買い物や散歩に行くのも億劫だ」などという症状が出るようなら、その患者さんにとって「世間の正常値は私の異常値」なのです。

まじめな患者さんほど「お医者さんに言われたとおりに薬を飲んで、正常値に戻せば元気になれる」と強迫観念のように思い込む傾向がありますが、大事なのは「数字」よりも「本人の主観」です。

もしも、担当医が、

「正常値をキープするためだったら、ちょっとぐらい具合が悪くてもしょうがないから、我慢してください」

などと言うようだったら、はっきり言って、その医者に高齢者を診る資格はないというのが私の考え方です。

正常値は寿命とリンクしない

❖血圧が多少高くても気にしないほうがいい

誤解のないように言っておくと、私はすべての世代の人に対して、検査データを無視していいというつもりはありません。

30代〜60代ぐらいまでは、血圧、血糖値、コレステロールを正常値にしておいたほうが寿命も長く、生活習慣病にもなりにくいというのは間違いのないところです。

ただ、糖尿病や高血圧などの病気をもちながら、70歳過ぎまでそれなりにやってきた高齢者については、高い治療費や薬代を払って、血圧、血糖値、コレステロールの数値を「正常化」しても、寿命を延ばす効果があるかどうか疑問です。

たとえば、まだそれほど効果的な降圧剤がなかった時代のデータですが、浴風会病院と併設の老人ホームに入居していた高齢者を定点観測した結果、

・正常血圧群（平均１２９／73 mmHg）
・境界高血圧群（平均１５０／80 mmHg）

・高血圧群（平均183／93 mmHg）

の三つの群を比較してみると、高血圧群だけは生存率が悪く、動脈硬化や脳梗塞の発症が多かったものの、正常血圧群と境界高血圧群とでは生存率・動脈硬化の発症に差がありませんでした。

これはつまり、上の血圧（収縮期血圧）を、がんばって129以下にしようが、薬などを飲まずに160くらいの高めで放っておこうが、それほど影響はないということです。

❖高齢者には健康常識があてはまらない

同じく、浴風会病院での膨大な臨床データによれば、糖尿病に関して、正常群、境界群、糖尿病群の三つの群で観察年数と生存率を調べてグラフ化したところ、その生存曲線に差がありませんでした。

このことは、年をとってから血糖値が高いか低いかは、命の長さにあまり関係していないことを表しています。

また、東京都小金井市の70歳の老人を10年間追跡調査したデータによると、コレステロール値が正常よりも、やや高めの人が、最も生存率が高いことが明らかになっています。

これらのデータを通じていえることは、こと高齢者に関するかぎり、若い人たちにとっては適切とされる治療法や予防法でも、そのままあてはめるのはムリがあるということです。

医者の〝脅し〟にうかうかと乗るな

❖データには「数字のトリック」がある

ところが、老人医療に詳しくない大学病院や地域の大病院の医者は、若い人の常識を高齢者にあてはめて、やれ「血圧を下げろ」「このまま下げないでいたら脳卒中のリスクが高くなるぞ」と患者さんに〝脅し〟をかけたりします。

そう言われた患者は「降圧剤を飲むと身体がだるくなるから、イヤだなぁ」と感じていても「薬を飲まずに脳卒中になるより、身体がだるいのを我慢して薬を飲み続けたほうがいい」と思ってしまうかもしれません。

でもそこは、患者も知恵をはたらかせたほうがいい。たとえば、

「ある調査では、高血圧の患者に降圧剤を飲ませなかった場合、6年後までに脳卒中を起こした患者は10％だったが、降圧剤を服用させたほうは、脳卒中になったのが6％だった」

それだけ聞くと「降圧剤を飲んだほうが4割も脳卒中のリスクが下がる」と思いがちですが、冷静に考えてみてください。

降圧剤を飲まなくても、90％は脳卒中を起こさないのです。

もしくは、身体がだるいのを我慢して、毎日薬を飲んだとしても、6％は脳卒中になってしまうのです。

もっと言えば、降圧剤を飲んでも飲まなくても、脳卒中になる確率はゼロにはなりません。

それをふまえて、血圧は多少高くても、元気なまま生きていく90％を選ぶか、降圧剤を使って、元気をなくしたまま生きていく94％の道を選択するか。医者のいいなりになっていては、その選択肢さえありません。

精神科医からすれば、元気に過ごしているほうが絶対にいいと思いますし、そうあるべきだと考えます。少なくとも私なら、そうします。

❖数値の正常化よりも大切な〝ＥＢＭ〟

最近よく言われるＥＢＭ（evidence-based medicine）という言葉は、「統計上の根拠（＝エビデンス）に基づいて治療をする」という考え方です。

薬を使うなら、単に検査数値を正常化するだけでなく、５年後とか10年後の死亡率を下げたり、心筋梗塞や脳卒中の発生率をどのくらい下げられるのかという根拠を明確に示す――。

がんの場合なら、大きく切り取るのと、小さく切って放射線や化学療法を併用するのとで、５年後の予後はどちらがよいかというデータをもとに治療法を選ぶ――。

それが、根拠に基づく治療＝ＥＢＭという思想です。

医者がそういうデータを明らかにせずに、

「降圧剤を飲まないと脳卒中を起こす」

などと言ったとしたら、それはＥＢＭに反する考え方と言わなければなりません。

❖空回りする医者の職業意識

もちろん、たいていの医者は「患者さんが脳卒中にならないように助けたい」という善意と職業意識から、血圧を下げる治療をしたほうがいいとアドバイスしているとは思います。

ただ、血圧が多少高めでも、現段階で具合が悪いわけではなく、元気に日常生活を送っている人に、

「降圧剤を飲まないと死ぬ」

などと言うのは、古くはなっていても大して不便を感じていない家にやってきて、

「いま修理しないと、家がつぶれる」

と危機感を煽る住宅リフォーム詐欺と、たいして変わりません。

住宅リフォームの場合は、「いま修理しなかった場合、何年ぐらいまでなら、つぶれずに保つのか、はっきりデータを出せ」とか「実際に建て付けが悪くなったり不具合が出てきたときに直すから、いまはリフォームをやらない」と断ることで、詐欺にひっかからないようにすることはできます。

けれども、生死や病気の悪化に関わることとなると、患者さんは医者の言うことを

鵜呑みにしてしまいがちです。

「いまやらなきゃダメなのかな」とちょっとぐらい疑問に思ったとしても、

「いまのうちに血圧を下げておいたほうがいいんです」

と医者に言われれば、あえて逆らう患者は少ないでしょう。

サービスを受ける側に事実上、拒否権がないということは、クーリングオフのできないリフォーム詐欺のようなもので、ある意味、医者のほうが悪質とさえいえます。

しかも、使わなくてもいい薬を使わされてしまったあげく、かえって具合が悪くなったりする、いわば身体リフォーム詐欺です。

主治医に機嫌を損ねられたら、そのあとの治療を受けにくくなるという不安はあるかもしれませんが、患者の側も、医者が出してきた治療方針に対して、

「先生が、いま、すすめている薬を飲まなかった場合と飲んだ場合のエビデンス（統計上の根拠）を示してください。もしくは、死亡率が明らかに下がるというエビデンスがある薬をください」

と要求してもいいと思います。

アメリカ国立衛生研究所（ＮＩＨ）のホームページには、いま一般的に使われてい

る薬や治療法のエビデンスが、のっていますから、医者であれば、そのデータを読み取ることは簡単なはずです。

「太っていると短命」は事実無根

❖メタボのほうが長寿という意外なデータ

血圧、血糖値、コレステロール値などの検査数値とともに、よく槍玉にあがるのが体重。

「メタボ気味だから、少し体重を落としたほうがいいですね」と言われたことがある人もいるでしょう。

メタボリック症候群、通称メタボは、内臓脂肪の蓄積により、肥満症、高血圧症、糖尿病、高脂血症などが引き起こされることです。

手っ取り早く判別する基準として、健康診断で、男性はウエスト85cm以上、女性は90cm以上であれば、メタボ予備軍といわれています。

メタボでなくなるためには、ダイエットして痩せるのが早道。

日本の肥満学会では、ＢＭＩ（肥満度指数：体重（kg）を身長（m）の二乗で割った値）の標準値を22としています。また、ＷＨＯ（世界保健機構）の基準で「普通」とされているのは、ＢＭＩが18・5〜25で、たとえば身長１７０cmなら53・5〜72kgに相当します。

ただし、中高年になったら男女ともＢＭＩが25〜30の人がいちばん長生きするというデータがあります。身長１７０cmの人だと約72〜87kgで、見た目のイメージでいうと「けっこう太っている」と言われてしまう体型です。

反対に、最も短命だったのはＢＭＩが18・５の「やせ」と言われるグループです。

このデータは、40歳の時点での平均余命（あとどのくらい生きられるか）を算定しているものですが、いちばん長生きする「太り気味」と、最も平均余命が短い「やせ」の差は、男性で7・1年、女性は6・3年。ちなみに、「太り気味」と「普通」の差はほとんどありませんでした。

メタボリック症候群は、心不全や心筋梗塞を引き起こすとして、体重を適正にコントロールすることが重要と思われていますが、こと寿命に関するかぎり、ちょっと太めくらいのほうが長生きするという矛盾した結果が出てきたわけです（おそらく、アメリカで見かけるような身長１７０㎝で体重が２００㎏くらいあるような肥満なら論外でしょうが……）。

いうまでもなく、その人その人で、「このくらいだと身体の調子がいい」というベスト体重があるでしょう。

ＢＭＩ値で見るかぎりはちょうど長生きできる値だとしても、若い頃にくらべて体重が激増してしまい、「どうも体調が思わしくない」という自覚症状があるのなら、医者のすすめにしたがってダイエットしたり、運動したりするのもいいでしょう。

❖年をとってからのダイエットは逆効果

しかし、少しぽっちゃり気味だからといって、即メタボ、即ダイエットというのは違和感があります。

第一に、年をとってからのダイエットは、代謝を悪くして老化を進行させます。

というのも、摂取したブドウ糖をエネルギーに変えるときにはビタミンなどの物質が必要ですが、不足するとカロリーが有効活用されず、脂肪として身体に蓄積されてしまいます。これが基礎代謝の悪い状態。中高年になると、若い頃ほど食べていないのに、太ってしまうのはこのためです。

いまの日本人は、よほど暴飲暴食をしている人を除けば、平均でみると1日に1904キロカロリーしか摂っていません。この値は、終戦直後の1946（昭和21）年と同レベルです（厚生労働省・平成17年国民健康・栄養調査）。

1600キロカロリーを切ると飢餓とされていることを考えると、おおかたの日本人が食事を減らすと、これだけたくさんの食料があふれている国にいて「飢える」ことになるのです。

もともとメタボ予防のためにダイエットをするという考え方は、平均3000キロカロリー以上も摂っている欧米を基準としたもので、そのまま日本にあてはめるのはムリがあります。

体重を減らすために炭水化物、タンパク質、脂肪などを制限すれば、細胞膜の材料となるコレステロールが不足して身体がしぼみ、脂肪があまりに不足すると、肌も弾力を失って老け込みます。

また、コレステロールはセロトニンを脳に運ぶはたらきもあるので、足りなくなればうつを引き起こすこともあるのです。

第二に、重度の糖尿病や動脈硬化で、治療のためにどうしてもダイエットが必要な人は別として、ほとんどの高齢者は「食べ過ぎ」より「食べなさ過ぎ」のほうが危ないというのが私の見解です。

動物実験のデータでは、粗食にしたり、1日の食事回数を制限したりするほうが長寿という結果もありますが、人間については、1日1食のほうが元気で長生きという信頼に足るエビデンス（統計上の根拠）は出ていません（一個人の経験則として、1日1食にしたほうが体調がいい、という人はいるかもしれませんが、人にもそれを推奨するのは無責任というものでしょう）。

❖ただ長生きすればいいのか

もうひとつ――。

そろそろ「人生の幕を下ろす時期か……」という高齢者が、死ぬまでの時間（人によって何年になるかわかりませんが）を過ごすとき、「1秒でも長生きしたいから、ごはんを半分にして、甘い物も食べずにがんばって体重を落とす」のか、それとも

「あと何年生きられるかわからないけれど、食べられるあいだは好きなものを食べたい」と思うのか。

そこのところを、自問自答してほしいのです。

老年医学を実践してきて、私が学んだことのひとつが「おいしいもの、好きなものを食べて幸福感を味わうほうが、身体も心も老化させない」ということです。幸福感は免疫機能を向上させ、うつの予防にもよい影響を与えます。

となれば、ダイエットは好ましいこととは言えません。

たしかに「内臓」や「検査数値」だけを見るなら、内臓脂肪を減らすことが一見、正しいように思えるかもしれませんが「がまんして、どれだけ長生きできるのか」を冷静に考えてみてもいいと思うのです。つまり、ただ長生きだけすればいいのか。あるいは、自由に生きて潔く最後の時を迎えるのか……。ぼけてしまう前に考えておきたいことのひとつです。

ちなみに、こういったことは「リビングウィル」のひとつでもあります。日本語でいえば「生前の意思」で、どんな最期を迎えたいのかをはっきりさせておくことが、残された家族のためにもなります。

禁煙しても寿命は延びない

❖60代以下には医者として禁煙をすすめる

血圧、血糖値、コレステロール値は、少し高めくらいがちょうどいい。体重も「けっこう太っている」くらいのレベルがいちばん長生きできる――。かくのごとく、高齢者の健康常識は、若い世代向けのものとだいぶ違っています。

では、たばこについてはどうでしょう。

たびたび本書でもお話ししている浴風会病院でおこなった老人ホームの入居者データを見ると、驚いたことに喫煙者と非喫煙者の間で寿命に差がなかったのです。

それによると、まったく喫煙しない人（322人）と、病院に入る前から1日10本以上吸っていた人（338人）をくらべたところ、次のような結果が得られました。

①80歳未満の老人の脳梗塞、脳出血、心筋梗塞の発症率は、喫煙していても、喫煙していなくても差がない。

②80歳未満の老人の喫煙と生存率の間には関係が認められない。

③80歳以上にかぎると、喫煙者のほうが脳梗塞の発症率が低い。

もちろん、このことから「たばこを吸っていたほうが長生きできる」という結論に飛びつくのは早計で、若い世代の人が、この結果をみて、たばこをやめない理由にするのは、お門違いというものです。

たばこを吸う人は、吸わない人にくらべると、たしかに動脈硬化になりやすく、心筋梗塞や脳卒中のリスクも高くなります。たばこを吸っていたために、70代になる前に亡くなった人は多いはずです。したがって、60代以下の人は、できるだけ早く禁煙するべきだと思います。

❖精神科医としては70代以上に禁煙を強制しない

いっぽうで、たばこを吸っていても70代まで生きてこられた人は、その後、動脈硬化によって引き起こされる病気で死亡する確率が、吸っていない人と変わらないことを前述のデータが示しています。

そう考えると、70歳を過ぎたおじいさんやおばあさんに、むりやり禁煙させる必要はないのかもしれません。

いまは保険治療も可能になりましたが、それでも禁煙はかなりのストレスがかかります。

高齢者の場合は、ためしに禁煙してみて、それがつらいのなら、「病気になる確率も死亡率も変わらないいんだから、好きなたばこをちょっと吸うくらい、いいじゃないか」というのも、暴論とはいえないでしょう。

〝不健康な楽しみ〟を我慢する必要はない

❖ライフスタイルをムリに変えるな

ふつうに考えれば、年をとればとるほど生活習慣を厳しく管理して、節制しなければならないと思いがちです。

けれども、従来の予防医学は「先の長い若い人が、将来、病気にならないようにするため」の常識であって、「それなりに持病があったり、不具合があったりするけれど、ふつうに日常生活を送っている高齢者」を想定していません。

事実、ここまで説明してきた調査や研究結果を見ても、世間一般に悪いといわれることが老人にはほとんど影響していなかったり、よいといわれていることが、かえってアダになったりする事実が、続々とわかってきているのです。

それでも、ほとんどの医者は、いままでの予防医学理論を踏襲して、お年寄りにも生活改善を求めます。

けれども、高齢者は新しいことを学習する意欲や能力が衰えているものです。たとえ医者や家族に「健康のためだから、がんばれ」と言われても、思うようにがんばれない――それで当たり前なのです。

少しくらい持病があっても、元気な日常生活を送れているのなら、肉を食べるのもよし、甘い物を食べるのもけっこう。

血圧がちょっとくらい高めだからといって、味も素っ気もない減塩食を我慢して食べなくてもいい。若い頃からたばこを吸っている人が、禁煙によってイライラするくらいなら、ムリをしてまで禁煙することもありません。

生活に彩りを与えてくれるもの、いままで楽しんできたものを、歯を食いしばってやめたところで、寿命が劇的に延びることはあり得ないのです。

❖健康を意識しすぎるのは不健全

フィンランドのある研究では、40歳前後の管理職を対象に、厳しく健康管理をしたグループと、とくに何もコントロールをおこなわなかったグループをくらべたところ、厳格に管理したほうが自殺、がん、心筋梗塞が多かったという報告があります。

健康管理を厳しくおこなったほうは、血圧、血糖値、コレステロールなども正常にコントロールし、生活習慣も乱れないように節制していたはずですから、動脈硬化になる確率は下がり、心筋梗塞のリスクも少なくなるはずです。

ところが、その反対に心筋梗塞になる人が多かったという理由を考えると「我慢しすぎ」のストレスが何らかの影響を及ぼしているのではないかと推測できます。

高齢者であればなおのこと、「健康のため」に我慢しすぎるのは「寿命のため」によくありません。

ただ、ひとつだけ注意しておきたいのは、アルコール。

高齢者は精神的なストレスが原因でお酒に走り、それまでほとんど飲まなかった人が、年をとってアルコール依存症になってしまうことがあります。

老人のアルコール依存症患者の3割は、それまでまったく問題なかったのに、60歳をすぎてから発症したというデータもありますから、こればかりは「飲みたい酒を気が済むまで飲んでもいい」とはなりません。くれぐれもご注意を。

医者が老人を疲弊させている

❖町医者のほうが大学病院よりも高齢者を理解している

いうまでもないことですが、一般の内科と小児科が分かれているのは、乳幼児は「小さな大人」ではないからです。

それと同じように、高齢者は「若い大人がただ年をとった状態」と見なすことはできません。

そこで大学病院や地域の大きな病院では「老人科」を設けるところも増えてきました。ただし、そこで治療にあたっている医者が、高齢者を多数診てきた経験豊富な医者だとはかぎりません。

大学病院では、教授のポストを増やすために、外聞のいい「老人科」を新設して、内科系の医者をスライド昇進させるようなことが、ふつうにおこなわれています。

当然、老人科とは名ばかり。

その教授がもともと循環器科の専門ならば、新しい老人科は第2循環器科か、せいぜい内科の「おまけ」の位置づけでしかありません。

こんな老人科では、老人医療を専門に研究してきたエキスパートが治療にあたるわけではないので、ここまで例を挙げてきたように、「血圧は少しくらい高いほうが元気」だとか「コレステロール値や体重が多めでも、目くじらを立てる必要はない」といった「高齢者独特の健康常識」も、きちんと勉強していなかったりします。

よほど地域に密着した町医者のほうが、

「○○さんは、血圧を下げると、ちょっとフラフラするみたいだから、今回だけ薬をやめとこうか」

「△△さんのところのおばあさんは、食が細くなって体重もだいぶ減ったみたいだから、半分の処方にしておいたほうがいいだろう」

と、患者個人に合わせた治療をおこなっています。

❖老人医療のモデルケースづくりが急務

大学病院のエライ医者たちに言わせれば、そんな〝経験知〟に頼る曖昧な治療は問題だということになるのでしょう。

しかし、もし、そうだとすれば「高齢者医療のガイドライン」を、大学病院が率先してつくるべきです。

複数の病気を抱えている高齢者の場合、優先して治療しなければならないのはどの病気か。

副作用が少ない薬の飲み合わせはどれか。

もし、副作用が出た場合にはどの薬を減らしたり、飲むのをやめたりすればいいのか……。

そういったことを大学病院で継続的に研究をしていけば、日本の高齢者医療のレベルは格段にアップします。

ましてや、ものすごいスピードで超高齢社会に突入した日本が、老人医療のモデルケースをつくれば、医学的にも産業的にも世界をリードできるに違いありません。

ところが、この国の老人医療のエキスパートが集まっているはずの「日本老年医学会」は、まだ満足なガイドラインすら出していません。

結局、老人を診てきた経験が少ない現場の医者たちは、若い人にしか通用しない教科書どおりの治療方法で高齢者を診察し、検査の数値を正常値に戻そうと血道を上げるばかりで、かえって老人たちの身体を疲弊させているのです。

高齢になるほど個人差が広がる身体の機能

❖高齢者にこそ使うべき個別化診療

最近、がんの治療薬などを投与するときに、あらかじめ患者さんの遺伝子を検査して、十分な効果が見込めるかどうかを判断し、その薬を使うかどうかを検討する「個別化診療」という手法が始まっています。

抗がん剤は副作用が強く出ることが多いので、治療効果があまり期待できない薬を使わず、必要最小限のものだけを使えば、患者さんの苦痛も経済的な負担も軽くなります。そうなれば、国の医療負担も抑制できるというものです。もちろん、患者さんの家族にとってもいい話でしょう。

このような手法は、高齢者医療にこそ採用すべきだと思います。

老人の身体は、年齢でひとくくりにすることができません。70歳と85歳とでは、肝臓や腎臓の機能、脳の状態、神経のはたらきも、かなり違ってきます。

同じ年齢でも、身体つきや内臓の機能は個人差が大きく、たとえば「75歳なら血圧の薬は何錠」と、一律には決められません。

85歳でも自分の足でスタスタ歩き、代謝が活発な人もいれば、65歳でも元気がなく、身体のあちこちが痛み、足腰も内臓も弱っているという場合もあります。

単純に考えても、身長１７０㎝、体重80㎏のおじいさんと、身長１４０㎝、体重35㎏のおばあさんに、同じ分量の薬を飲ませるのはおかしな話ですが、木を見て森を見ず、つまり検査数値だけを見て、患者を診ない医者は、平気で同じだけ薬を出すようなことをするのです。

高齢者というのは個人差が激しいものです。患者さん一人ひとりにどんな治療や投薬をして、３年後、５年後の予後はどうなのか、詳細なデータを積み上げていくしかありません。

そこから得られるエビデンス（統計上の根拠）こそが、将来の日本の高齢者医療のガイドラインとなっていくはずです。

なぜ大学病院の老人科はダメなのか

❖元気な老人しか診ていない老人科

私が以前、東大病院の老人科で研修を受けていた頃、患者さんの平均年齢は72〜73歳くらいでした。

いまでこそ「老人科」「老年内科」などの看板を掲げている大学病院は、全国で20くらいありますが、どこの患者さんも平均年齢は70歳代の前半と推定されています。

しかし、そういった病院に通える高齢者は、都会であろうが地方であろうが、「バスや電車を乗り継いで通院する」のも「長時間、診察待ちする」のも大丈夫という、いってみれば「元気な患者さん」ばかりです。なかには自分でクルマを運転して病院に通っているという人もいるでしょう。

つまり、大学病院の老人科は、本当に弱っている患者さんではなく、比較的若く、体力があり、しかも頭もハッキリしている、つまり「お達者な老人」を診ていることになり、高齢者医療の難しさを本当に理解しているとはいえません。また、往診したことがないような医者ばかりでしょう。

老人ならではといえる複雑な病状が出てくるのは、70代後半もしくは80代になってからなのです。

たとえば、投薬のさじ加減、飲み合わせにしても一筋縄ではいかなくなりますし、複数の病気を抱えている場合には、何を優先的に治療していけばいいのかなど、70歳代前半までは通用した元気な高齢者のための医学常識が通用しない場面も多々出てきます。

患者側の立場から考えれば、重要なのは大病院の看板ではなく、自分を診てくれる医者が、どれだけ多くの老人を治療してきたか、ということです。

とくに80歳以上の、さまざまなタイプの高齢者を診てきたかどうかが、「高齢者の専門医」を見きわめる必要条件かもしれません。

日本の医療がどれだけ「薬づけ」か

❖国民の利益よりも大事な厚労省の省益

高齢者の身体や心の状態は個人差がとても大きいにもかかわらず、病院が十年一日のごとく、大量の薬を出し続けるのは、老人医療のガイドラインがないということもさることながら、昔から続く厚労省、病院、製薬会社の〝癒着の構造〟があるためです。もちろん、これを無視することはできません。

厚労省にかぎらず、官僚の世界では、多くの予算をとれる人ほど優秀であると見られます。有体《ありてい》にいえば、力ずくでも予算をぶんどってくる人が評価されるということです。

日本が好景気で、医療財政が潤沢だった頃は、国民医療費が増大しても無頓着どころか、厚労省として多くの予算を確保することができ、省益につながるとさえ考えられていました。

ところが、景気が悪くなり、構造改革が叫ばれるようになってからは、財務省からの厳しい締めつけもあって、老人医療費の削減が課題となっています。

しかし、私としては、自己負担増や定額制などの小手先の施策が功を奏しているとは思えません。

平成21年度の国民医療費は、36兆67億円、前年度比1兆1983億円増で、3・4％の増加となっています。

高齢者だけに注目すると、65歳以上は19兆9479億円。前年は18兆9999億円で、5％増加。若い世代よりも、医療費の増加率が高くなっています。

この老人医療費を合理的に下げる方法は、患者さんの個人差を考慮しないで無頓着に出されている薬を減らすことです。

65歳以上の老人に出されている平成21年度の薬局調剤医療費は、3兆2286億円。前年比9・5％の伸び率となっています。ひとりあたりに換算すると、65歳以上は10万4500円、70歳以上は11万7800円、75歳以上は12万6500円という高額になります。

しかし、その薬は、病気を治すのに、本当にすべて必要なのでしょうか。

たとえば高齢者の入院については、医療費定額制が導入される前は、病院は検査や薬剤を出せば出すだけ、利益が出る出来高払い方式でした。

ストレートに言ってしまうと、必要のない検査をしても、飲まなくてもいい薬を出しても、それが病院の利益になったわけです。

なかには、快復のための最短の治療法をとらず、わざと入院を長引かせるような悪質な医者もいました。

❖患者は薬づけ、医者は接待づけ

当然、医薬品メーカーとしては、自社の薬をたくさん使ってくれる医者はお得意さんですから、研究費という名目で多額の寄付をしたり、納入する薬を決める権限のある医者を豪華な接待で取り込んだりするなどということは、当たり前のようにおこなわれてきました。

リベートや手厚い接待のうまみにどっぷり浸かって、特定のメーカーからの薬を優先的に使う、というようなことが、日常茶飯事としておこなわれてきたわけです。

このような接待や寄付・謝礼を受けるのは大学病院の医者だけかといえばそうでもなく、地域の大きな病院や、小さな町医者でも、程度の差こそあれ、接待や寄付はおこなわれてきたといっていいでしょう。

いらない薬をたくさん買わされてきた患者さんもまた、医者や製薬会社にとって、直接、間接は別として「お得意さん」だったわけです。

厚労省が黙認していた〝大人の事情〟

❖患者よりメーカー保護の構図

医薬品メーカーと病院や医者との癒着を取り締まるべき立場の厚労省が、そうした実態を把握していなかったとは思えません。気がついていたにもかかわらず、黙認してきたのではないかと思います。

かつて、日本の医薬品メーカーは小さな企業が乱立していました。欧米の大きな医薬品メーカーの資本力に対抗して国内産業を保護するためには、厚労省としても、ある程度の癒着を黙認せざるを得なかったのでしょう。

院外処方の制度が導入され、薬をたくさん使ったところで経営的なうまみがなくなっても、どこのメーカーの薬を使うかは医者の裁量に任されているため、医薬品メーカーから医者への寄付や接待攻勢は続きました。

あからさまな接待や寄付がはばかられるときは、講演や原稿執筆を依頼し、破格の謝礼を払うというケースもあったようです。

うわさによれば、昆虫コレクターの医師から「希少価値のある北海道産のオオクワガタが欲しい」と言われ、薬品メーカーのＭＲ（営業担当）が道南の山奥までクワガタを捕りに行ったという話も。

この医者がもし、クワガタを探し出してきたＭＲの意気に感じて、このメーカーの薬の取扱いを増やしたら、ドラマやマンガの世界ではハッピーエンドになりそうなエピソードですが、そんなことで薬を決められるのは、患者さんにとっては、とんだ迷惑です。

２０１２年４月からは、医薬品メーカーからの接待が事実上の禁止になったため、今後のことはまだわかりませんが、医者も人の子。癒着の構造がすっきりなくなるかどうか、わかりません。

多剤併用がもたらす副作用

❖ビタミン剤にも副作用はある

「念のためにビタミン剤を出しておきましょう」

などと言われると、高齢の患者さんは、

「この先生は私の身体のことを親身になって考えてくれている」

と思いがちですが、ビタミン剤も薬は薬。副作用がゼロということはありません。もし、「飲まなくてもいいものであれば、飲みたくない」というのなら断ってもいいと思います。

高齢者になれば、ひとりでいくつもの病気を抱えていることが多く、病気ごとに、それぞれの医者から薬を処方されるのはよくあることです。

病気そのものを治療する薬のほかに、血圧・血糖値・コレステロール値をコントロールする薬、胃を保護する薬、利尿剤などのほかに、困ってもいないのに骨粗鬆症の薬を追加されてしまったりします。

処方する医者はおそらく、

「転んで骨折したら寝たきりになるリスクが高いから」

と言うでしょう。

しかし、高齢者ならば、若い人にくらべて骨密度が低くなるのは当然のことで、痛みがなく、日常生活が送れているのであれば、前もって薬を飲んでおく必要はありません。

骨粗鬆症の薬というのは、骨粗鬆症を完治させるのではなく、カルシウムの代謝をよくすることで、骨のカルシウム量を増やしたり、定着させたりするものです。たしかに、骨粗鬆症の進行を遅らせる効果は期待できますが、逆に副作用で胃腸障害を起こし、カルシウムの吸収を阻害する場合もあるのです。

❖高齢者ほど出やすい薬の副作用

薬の副作用は一般的に、若い人よりも高齢者のほうが出やすい傾向にあります。薬が体内に残る時間も長く、飲み始めてすぐ副作用が出なくても、しばらくしてから思わぬ影響が出ることも珍しくありません。

基本的に私は、安易に老人に薬を出すべきではないと考えています。

一度に飲む薬の量が多くなればなるほど、副作用の出る確率も高くなります。

日本の医療は専門分化が当たり前になっており、他の病院でどんな薬を飲んでいるか、飲み合わせで副作用が起きるリスクはないかを意識して処方してくれる医者はほとんどいません。

仮に、患者さんのほうから、

「ほかの病院でもらっている薬と、こちらの薬を一緒に飲んでも大丈夫ですか？」

と質問されても、

「大丈夫でしょう。この薬は○○さんのいまの症状をよくするために必要だから、飲んでおいたほうがいいんです。もし具合が悪くなるようなことがあれば、また来てください」

という医者がほとんどだと思います。

❖薬のコントロールもできない不勉強な医者

医者は高齢者の多剤併用によるリスクについて勉強すべきです。しかし、多くの医者がきちんと勉強していないのが現状です。

たまたま調剤薬局の薬剤師が良心的で、よく勉強している人ならば、「お薬手帳」などを見て、

「この先生から処方されているこの薬と、あっちの病院から出ているこの薬は、どちらも降圧剤だから、両方飲むと血圧が下がりすぎますよ」

と教えてくれたり、

「胃腸障害を起こさないように保護する薬が、何種類もダブっているから、どれかひとつだけで十分です」

などというアドバイスをしてくれることが、あるかもしれません。

しかし、彼ら薬剤師には、医者に重複した処方をやめさせる資格も権限もないのです。たとえ、どれほど優秀な薬剤師であっても……。

本来ならば、その患者さんの身体を全体的に診る医者がいて、なるべく多剤併用しないようにコントロールしたり、優先して飲まなければいけない薬を厳選するのが、老人医療のあるべき姿です。

薬が病人をつくっている

❖薬の押し売りで利益をあげてきた病院

検査や薬が出来高制だった頃は、医療をおこなえばおこなうほど病院の利益が増える構造だったので、「病気を治すため」だけでなく、「万が一に備えて」や「予防のために」という名目で、たくさんの薬が出されていました。

いわば、「薬の押し売り」です。

ファストフードでハンバーガーを頼もうと思ったら、

「ポテトをおつけしますか？」「栄養バランスを考えて野菜ジュースもご一緒にいかがですか？」「デザートも一緒にお出ししましょうか」

などと言われても、

「余計なものはいりません。頼んだものだけください」

と突っぱねられます。

ところが、病院では、「必要な治療だけでいいです」と言いにくいものがあります

（本当は言ってもいいのですけれど）。

患者さんが断りにくいのをいいことに、病院では「押し売り」が当たり前のようにまかり通っています。

❖安易な点滴や抗生物資の投与は危険

たとえば、定額制医療が始まる前のことですが、老人病院では、ちょっと脱水症状が出ただけのお年寄りにやたらと点滴をしてきました。

脱水症状が進むと、頻脈、けいれん、精神障害を起こすことがあるので、水分を補給するために点滴をするのは、セオリーとしては正解です。

けれども、高齢者の場合は、心臓が弱っている状態で点滴をおこなうと、肺に水がたまったり、足がむくんだりする恐れがあります。

心臓のポンプが十分にはたらかないのに身体の水分が多くなると、心不全の状態になります。これは、ベッドで横になっているのに溺れているような苦痛を伴います。

あるいは、ちょっと風邪を引いただけの患者に抗生物質を大量投与した結果、耐性菌を生み、それがＭＲＳＡ、つまり院内感染症の原因となり、呼吸器感染症や敗血症をはじめとする感染症を増やしたという事実もあります。

ある老人病院では、点滴のしすぎや多剤併用で、ぼんやりと寝たきりになっていた高齢者の大半が、定額制に移行して、検査も薬も3分の1に減らしたとたん、意識もしっかりして歩けるようになったといいます。こういう事例は偶然ではなく、日本中の老人病院で頻発したというのは驚くほかありません。

知らずしらずに押し売りされていた薬が、どれほど老人の身体をむしばんできたかを考えると、背筋が寒くなるほどです。

そうした点滴や薬は、患者さんの治療に役立つかどうかをじっくり吟味して使われたものではなく、ことごとく病院の診療報酬として計上されてきたわけです。

副作用のリスクを下げるには

❖薬を飲むのがつらいときの対処法

これまで述べてきたように、内臓の機能も脳の機能も弱ってきている高齢者には、薬の弊害が出やすいということを憶えておくべきです。

一つひとつの薬は安全ということになっていても、その人の状態によっては重い副作用が出ることもあるのです。

医者が「これを飲まないとよくならない」と脅すから、飲まないわけにはいかないと思うかもしれませんが、なかにはやめてもそれほど問題のない薬がふくまれているはずです。

薬を最小限にとどめれば、それだけ副作用のリスクは下がります。あるいは、飲んでみて副作用が出た薬は、同じような効果のある別の薬に替えてもらうだけで、身体がラクになることがあります。

副作用がキツイというのは、その薬が患者さんの身体に合っていないということ。つらい薬を我慢して飲み続ける必要はありません。

薬を変えてもらうときには、

「いま飲んでいる薬は、これこれの副作用が出て調子が悪いので、同じような効果が期待できるもので、きっちりエビデンス（統計上の根拠）の出ている薬に替えてください」

と頼むといいでしょう。

それで担当医が「素人が口を出すな」と言わんばかりの態度で威圧してくるようなら、「これから先の大事な命を任せるに足る医者ではない」と見切ってしまってもいいのではないかと思います。

「飲まなくていい薬」もある

❖「薬を捨てる勇気」も必要

薬のなかには、抗がん剤のように副作用がおりこみ済みのものや、少し副作用が出ても、飲み続けないと生命に関わる重要なものもあります。

たとえば、心不全の薬、抗パーキンソン薬、重度のうつのときの抗うつ剤などは、勝手にやめてしまうと病気が悪化してしまいます。

しかし、安定剤やビタミン剤などは、飲まなかったからといって、いきなり調子が悪くなることはないでしょう。

高齢者は、ただでさえ薬の量が多くなりがちですから、たとえば医者から薬をもらうときに、

「このうち、絶対にやめてはいけない薬はどれですか？　自覚症状がなく、気分もいいときには飲まなくていい薬はどれですか？」

と聞いてみるのも大事なことです。

実際に、私が担当してきた患者さんに直接聞いてみると、もらった薬を全部飲んでいるとはかぎらないようです。

「血圧を下げる薬を飲むと、身体がだるくなる」

という患者さんは、自宅で血圧を測って、高くなりすぎているときだけ、数日間ピンポイントで降圧剤を飲んでいたりしますし、

「コレステロールの薬は、肉を食べたあと2～3日だけにしている」

という人もいます。飲みきれずに余った薬は、捨てられていることも多いのです。

逆に、痛み止めのように、飲まなくなると、とたんにＱＯＬ（クオリティオブライフ＝生活の質）が下がる薬の場合は、医者から厳しく指示されなくても、患者さんが自分の意思できちんと飲みます。

そういう、患者さん本人の皮膚感覚は重要なことです。

薬の副作用についての日本の第一人者である横浜ソーワクリニック院長の別府宏圀氏も話していたことです。必要に応じて「薬を捨てるのはいいセンス」だと私も思います。

医者の指示したとおりに薬を飲んで、病気が完治するのであれば、我慢してでも飲む価値はあるでしょうが、ほとんどの場合、高齢者は薬を飲み過ぎています。だからこそ、マニュアルどおりではない「自分に合った飲み方」が高齢者になるほど重要になってくるのです。

第二章

高齢者の脳と心を襲う病

～憂慮すべきは認知症よりも「うつ」～

85歳を過ぎた人の4割が認知症

❖すべての人の脳が老化する

認知症という病気に対する一般的なイメージはどんなものがあるでしょう。

「家族の顔や名前はおろか、自分が誰なのかもわからなくなってしまう」

「まともな会話が成り立たず、気にくわないことがあると物を投げたり、家族に暴力をふるったりする」

「誰かがつきっきりで看ていないと、ふらふらと徘徊して遠くまで行ってしまう」

「万引きや無銭飲食をする」

「ところかまわず排泄をする」

「ひとりで着る、食べる、身のまわりを整えるなど、できて当然ということができなくなる」……。

このように、不安で、恐ろしくて、悲惨なイメージが多いのではないでしょうか。

脅すつもりはありませんが、人の脳は誰でも老化します。

現在の医学では、

・脳の老化が、通常よりも速く進んだり、早い時期から始まったりする
・記憶障害や、一定レベルを超えた知能の低下を伴う
・記憶障害や知能低下をもたらす他の病気が見あたらない

という状態を、認知症としています。

❖認知症は誤解されている

認知症のなかでもよく知られているのが「アルツハイマー病」ですが、「脳血管性認知症」「前頭側頭型認知症」「レビー小体型認知症」という三つのタイプが、そのほかの認知症として代表的なものです。

このうち、ひとつのタイプの認知症になる人もいれば、いくつかの認知症が複合的に発症する人もいます。

ここで憶えておいてほしいのは、若年性アルツハイマー病などを除けば、認知症は人間にとって自然な老化現象ということです。

たとえば85歳にもなれば、これといって問題行動を起こしていない人でも、一定の

検査をすれば約４割が認知症にあてはまってしまいます。

仮に認知症と診断されても、日常生活には、たいして支障がないという人もたくさんいます。また、認知症の高齢者の全員が徘徊したり、万引きしたりするわけではありません。

ただ物忘れが多くなり、なんとなく元気がなくなっていくだけで、むしろ、問題行動を起こさない人のほうが圧倒的多数なのです。

一時期、有名な女優さんが認知症をわずらい、夫（こちらも俳優）に介護されていたエピソードが、テレビのドキュメンタリー番組でドラマティックに紹介されたこともあって、「認知症になると、誰でも家族に迷惑をかけるようになっちゃうんだ」というイメージが一人歩きしてしまいました。

けれども、彼女の場合は、肝臓が悪かったことや、大量にお酒を飲んでいたことなども認知症の進行に大きく影響していたので、典型的な認知症のパターンとはいえません。

認知症自体は根本的に治療することはできませんが、出てくる症状は薬によって抑えたり、軽くすることは可能です。

ここで簡単に、認知症にかかった患者さんに共通して見られる症状をあげておきましょう。

●記憶障害

認知症初期の段階では、ごく最近の過去のことが記憶できなくなり、症状が進むにつれて、古い記憶も失われていきます。

たとえば、はじめのうちは、「昨夜のおかずが思い出せない」程度だったのが、「朝食を食べたこと自体を忘れる」など、ディテールではなく、できごとそのものを記憶できなくなります。

●見当識障害

自分がいま置かれている時間、場所、まわりをとりまく人物などに対する判断ができなくなる状態のことです。

たとえば、「今日は何日？」と聞かれても答えられない、家にいても「早く家に帰らなきゃならない」と言い出す、あるいは、目の前で話しかけてくる人が誰なのかわからない……といった症状が見られます。

本人にしてみれば、見知らぬ世界に放り出されたようなものですから、不安が募ります。

また、家族にしてみれば、大事な人が急に自分たちのことを認識できなくなり、わけのわからないことを言い出すのですから、ショックかもしれません。

●失語症、失認症、失行症

人の話が理解できなかったり、自分でも話ができなくなる状態を失語、見えているものが何かを理解できなくなることを失認、動作や行為をできなくなることが失行といいます。

いずれも、脳が病的に変化することによって発症・進行します。

このほかに、「周辺症状」といって、患者さん個人の性格、生活環境、その他の要因で発症の仕方に個人差が出るものもあります。
・配偶者に対して「浮気をしている」と言って責め立てる。

・「嫁がお金を盗った」と隣近所に言いふらす。
・自分が物忘れしていることを認めず、つじつまを合わせるために作り話をする。
・日中は自室でおとなしくテレビなどをみているが、夕方になると落ち着かなくなり「家に帰る」と言い出す（夕方症候群）。
・息子や娘の職場に、日中、何度も電話をかける。
・あるはずがないものが見えると言う。たとえば「そこに誰かが立っている」「虫が部屋をはいまわっている」と恐がり、「何もいない」と言っても聞き入れない（幻覚）。
・怒る、叫ぶ、泣く、暴力をふるうなど、感情のコントロールがきかなくなる。
・昼夜逆転し、昼間はうたた寝しているのに、夜中は眠らずに騒ぐ。
・面倒がって、お風呂に入らない。お風呂に入らない口実をつくる。
・ぎりぎりまでトイレを我慢し、間に合わずにトイレ以外のところで排泄する。

このような症状は、認知症にかかった人全員に見られるわけではなく、人によって出方はさまざまです。その人の生きてきた道、性格、いま置かれている環境によって、どの症状が強く出るかも異なります。

しかし、家族が認知症を正しく理解して、患者の精神的な不安を取り除いたり、適切な薬を服用したりすると治まることも多いので、必要以上に心配をしすぎることはありません。

「怖い認知症」も存在する

❖困った認知症があることは否定できない

本章では、認知症は必要以上に恐れることはありませんし、もともとが脳の老化現象（異常な老化）なので、認知症になる前よりおとなしくなることも多く、周辺症状については薬などの適切な治療によって抑えられるということをお伝えするのが主旨です。

しかし、残念ながら、困った認知症、怖い認知症が存在することも医師として否定できません。

たとえば若年性の認知症は、進行が速いものの、身体のほうは元気なことが多く、それだけ家族にかかる負担は大きくなります。

また、高齢発症の認知症でも、進行が速く、元気なタイプは、家族の負担は大変なものになります。

ほかにも、周辺症状である問題行動が、薬だけでは治まらないケースもあります。とくに外に出るのが好きな患者さんの場合、薬で一日中眠らせでもしないかぎり、徘徊を完全に防ぐのは困難です。妄想などの強く出る人は、薬が効かず、ずっと介護者やまわりの人間を疑い続けることもあります。

ほかにも、やっかいなことがあります。

たとえば認知症が軽いうちに、お金遣いが荒くなったり、だまされたりするケースです。

高齢者を狙う詐欺師の手口が巧妙ということもありますが、認知症も軽いうちは人の話が理解できるぶんだけ、だまされやすいのです。前もって成年後見という制度を利用するという方法もありますが、本職の詐欺師が起こす犯罪の多くは解約困難ですから注意が必要です。

です。

❖欲望を抑えきれない前頭側頭型認知症

最近、注目されているのは、アルツハイマー型でも脳血管型でもない認知症の問題です。

前頭側頭型といわれる認知症では、初期のうちは知能がほとんど障害されないものの、怒り出したら止まらないとか、その時点での衝動や欲望がコントロールできないので、問題行動を頻発します。

たとえば目の前にほしいものがあれば万引きしてしまったり、目の前の女性のふくよかな胸や綺麗な脚があれば、つい、それに触ってしまい、痴漢行為でつかまったりします。

残念ながら、このような欲望も行動も薬ではコントロールできないので、家族がつきっきりにならないといけないなどということも珍しくないのです。

またレビー小体型認知症といわれる認知症では、幻覚妄想が出やすいのですが、それを止める薬を使うとパーキンソン病の症状が出てしまって、身体の動きが悪くなるので、薬が使いづらく、そのために起こるトラブルが多くなります。

このように、認知症には怖い認知症と、それほど心配のいらない認知症があることを知ること、ただ、幸いなことに前者のような困った認知症の発症率はずっと少なく、全体の1割くらいと推定されていることを知っておくといいでしょう。

早期発見・早期治療は無意味

❖気にすると、かえって進行する危険が…

一般的に、認知症は恐ろしい病気というマイナスのイメージが強すぎるため、多少、物忘れが多くなった程度の老人をあわてて医者に診せる家族もいますが、日常的にそれほど困ったことがないなら、あえて認知症そのものの「早期発見」をする必要はないと私は考えています（もちろん自分が仕事を続けるためなどに人手を借りたり、デイサービスを受けるために診断が必要なことはありますが）。

もちろん、認知症の周辺症状のひとつである抑うつがひどいときは、老人医療に詳しい医者に相談し、早めに薬を服用すれば、症状が劇的によくなる場合もあります（老人性うつについては後述します）。

しかし、抑うつ症状などもなく、家事や仕事もいままでどおりにできているものを、「病院で認知症と言われたから」といって行動を制限したり、住み慣れた家から子どもの家に引き取ったりしたら、環境の変化によって、症状はほぼ間違いなく進行します。

また、家族がその老人を「認知症患者」扱いして神経質になれば、本人にとっても相当ショックですし、プライドを傷つけられることでしょう。

「ちょっと物忘れが多いみたいだけど、年のせいかしらね」

「少し怒りっぽくなったけど、危ないこと以外は、やりたいようにさせておけば機嫌がいい」

というレベルだったら、むしろ「認知症」というレッテルは貼らないほうがいいでしょう。

❖老人は簡単にうつになる

「認知症」という早期診断は必要ない、むしろ早期診断しないほうがいいと私が思う理由のひとつが、「老人のうつ」です。

いままでバリバリ働いていた人が物忘れがはげしくて病院に行ったところ、「認知症」と診断されたとしたら、はたして「ああ、そうですか」とあっさり受け入れられるものでしょうか。

がんでも心筋梗塞でも、元気な人ほど自分が病気になった事実を受け入れるのは難しいものですが、

「あなたは認知症で、このまま少しずつ悪くなっていきます。症状を抑えることはできますが、一生治りません」

と宣告されたときの衝撃は、言われた人にしかわからないはずです（本当に重い人の場合は、それすらも理解できないのでいいのでしょうが）。

認知症と診断されれば、家族の接し方もいままでと同じというわけにはいかなくなります。

自分はまだ元気だと思っていた老人が「あれはダメ、これもダメ」と行動を制限され、ひとりで気楽に出歩くこともままならなくなっていく……。

軽いうちであれば、本人は本人なりに、まわりに迷惑をかけたくないと思うものの、そのうちに、どんどん元気がなくなってしまう。

「最近、おとうさん、おとなしいね」

などと言っていたら、じつはうつだったということもあるのです。

ここで重要なポイントは認知症の人でもうつになる、むしろ脳が老化しているぶんだけ、うつになりやすいということです。そして、うつを治してやれば認知症の症状も軽くなるのです。

もちろん、認知症と診断された人が誰でもうつになるという意味ではありません。ただ、病気だと知らなければ「ちょっと物忘れの多い、ふつうの元気なお年寄り」の時期を、もう少し長く享受することだってできると言いたかったのです。

現代の日本の医学は、なんでもかんでも「早期発見、早期治療」といいますが、高齢者の医療に関しては、本当のところ、何がよくて何がよくないのか、わかっていないというのが真実です。

本書で何度も説明しているように、血圧やコレステロール値が高ければ、それを下げれば病気を防げるという若い人向けの常識を、そのまま老人にあてはめるわけにはいかないのです。

であるならば、問題行動をたびたび起こして、家族やまわりの人に苦痛を味わわせているのでないかぎり、あるいは、介護がないと生きていくのが困難というのでないかぎり、そっとしておくのも手だと思います。

❖頭を使い続けることの意味

認知症の人を早期発見するよりも、これまでどおりの暮らしをさせておいたほうがいいというのは、「新しいことは憶えられなくても、これまでどおりのことならできるのであれば、それでいい」という考え方によるものです。

しかし、それだけではありません。

じつはもうひとつ、「いろいろなことを禁止するよりも、これまでどおりのことをさせておいたほうが頭を使う」という意味もあるのです。

頭を使い続けるほうが認知症の進行が遅いというのは、認知症の臨床をおこなっている医者のほとんどが同意する考え方のようです。

認知症の早期発見を主張する人のなかには、薬で進行を止められるから早めに発見しておいたほうがいいという人もいます。

ただ、残念ながら、認知症の進行を抑えるいまの薬は、神経の変性を抑える薬ではないので、早くから使ったほうがいいのかはっきりはわかりません。

これらの薬は、認知症になると減る神経伝達物質を増やすというモデルがほとんどです。要するに人工的に頭を使わせることで、進行を遅らせようというモデルです。だから、これまでどおりの生活で頭を使うなら、ムリに薬を使う必要があるかは疑問ということになります。

認知症というのは、すでに説明したとおり、脳の老化現象のひとつなので、放っておくと意欲が衰えたり、ものぐさになったりして、頭を使わなくなっていくということも、たしかにあります。

そういう場合は、たとえばデイサービスなどを利用するというのが現実的な話でしょう。

ただし、そのためには、介護保険を受けないといけませんし、医者の診断も必要になります。

そういうわけで、放っておくと何もしなくなるようなタイプの認知症については、早期発見も一定の意味があると言えます。

うつは認知症よりも危険

❖高齢者の2割が「うつ」という事実

認知症にかぎらず、肺炎や心筋梗塞などの内科系の病気にかかって入院した場合、高齢者の2割程度はうつになってしまいます。

高齢者は心と身体が、若い人以上にリンクしていて、身体の具合が悪いと心の調子も悪くなり、心を病むと身体にも悪影響が出やすくなるため、うつを放置することは、寿命に関わる大問題です。

元気がなくなる、意欲がわかなくなる、食欲がなくなる、注意力が低下する、外界に対する興味がなくなる……といった症状が出てきますが、高齢者の場合は「年だからそのくらい当たり前」と本人も家族も思いがちです。残念なことに、医者でも高齢者のうつを見抜けないことがあります（精神科医は別ですが）。

認知症の場合、一般に広がっているイメージが悲惨で、介護する家族の苦労もメディアでたびたび報道されているので「うつだったら認知症よりまだマシ」と思われることが多いようですが、実際は、認知症よりもうつのほうが、本人にとってつらいものなのです。

ほとんどの認知症は、ある程度進むと自分がぼけてしまった意識がなくなり、多幸的で明るくなります。たとえば、老人ホームなどでも、患者同士で楽しそうにレクリエーションをしていたり、介護の職員とニコニコ会話していたりする患者さんは多いのです。

けれども、うつの場合は、本人ではどうすることもできない落ち込み、自責の念、身体のだるさ、不眠、ときには妄想などに襲われ、ひどくなると自殺したいと考えるようになります。

どのくらいの高齢者がうつになるかというと、65歳以上で5％程度。抑うつ状態もふくめると、およそ10～20％。

２０１０年の65歳以上の高齢者人口は約２９５８万人ですから、約１４８万人（A）の高齢者がうつを抱えていると推定されます。

厚労省の発表によれば、実際に病院にかかっている60歳以上のうつ病患者は約40万人（B）。

このデータには、60歳～64歳までの高齢者ではない人も含まれているので、単純にさきほどの「（A）－（B）」と、差し引きするわけにはいかないとしても、ざっくり100万人以上の高齢者が、うつ病でありながら、そのための治療を受けていないというわけです。

高齢者がうつになるメカニズム

❖若い人の想像以上に多くを失っている高齢者

高齢者がうつになる理由には、心理的な反応と生物学的な要因のふたつが考えられます。

ここでは、心理的な反応について考えてみましょう。

私が浴風会病院にいたとき、師匠にあたる先生から、

「お年寄りが何を失っているかを考えなさい」

と教わったことがあります。

高齢者は、若い人が考えるよりも、じつに多くのものを失っています。その「喪失体験」が心にダメージを与え、うつを引き起こしているのです。

第一に、対象喪失。

精神分析学者のフロイトが、うつ病の原因として最も重視したのがこの喪失感で、要するに「愛する対象を失うこと」です。

老人の場合、自分自身の両親はすでに亡くなっていることが多いことから、最も大きな打撃になるのは、配偶者を失うことでしょう。

人生のさまざまなできごとで、人が感じるストレス値を表した「ホルムス／ラーエ・スケール」によると、配偶者の死が最も大きい１００というストレス値になっています。

つづいて離婚＝73、夫婦の別居＝65、拘留＝63、近親者の死＝63、本人の大きなケガや病気＝53という数値になっています。

死にかぎらず、配偶者にかかわることが、どれだけ大きなストレスかということがわかるでしょう。

とくに日本人男性の場合は、妻に先立たれると心身ともに元気を失い、立ち直れないことが多いようです。

文芸評論家の江藤淳さんは、妻をがんで亡くしてから半年後、みずからも脳梗塞を起こして、気力体力ともにひどく落ち込んだと伝えられています。

リハビリもうまくいかず、将来を悲観した江藤さんは、遺書に、

「心身の不自由が進み、病苦が堪え難し」「江藤淳は、形骸に過ぎず」

という言葉を残して自殺されました。「心身」とご自身が書いていたように、身体の不調だけでなく、おそらくはうつが影響していたのではないかと思います。

気象キャスターの倉嶋厚さんの場合は、１９９７年に妻をがんで亡くし、重いうつ病を発症しました。

14階のマンションの屋上から飛び降り自殺を考えるほど追い詰められていたところを、お手伝いさんの手助けで精神科に4か月強制入院しました。

当時のことを振り返って倉嶋さんは、

「家事をすべて妻に任せきりだったため、彼女が亡くなったその日から、生活ができない」

「身体に力が入らない。着替えもできず、靴下も脱げなかった」

「自分が死んだあとの相続のことを考えて遺書を書いたら、『これで俺は死ねる。死ななければならない』と思った」

と語っています。

幸い倉嶋さんは、入院することで最悪の状態を脱することができましたが、最も身近な愛情の対象を失うことは、これほど人の心にダメージを与えるものなのです。

女性の場合、平均寿命から考えて「いつか自分が夫を看取ることになるだろう」という覚悟ができているのか、連れ合いを亡くした直後は悲嘆に暮れても、時間が経つにつれて立ち直ることができるようです。

ただし、女性が男性にくらべて、うつに強いというわけではないので、本人もまわりの人も楽観はできません。

❖お葬式が老人のうつを引き起こす

配偶者の死以外に、兄弟や長年の友人、あるいは同僚を失うことも「対象喪失」になります。

年をとると、知り合いの葬式に呼ばれることが増えたり、親戚の顔ぶれが一人また一人と減っていったりする経験を、イヤでもしなければならなくなります。「櫛の歯が欠けるような寂しさ」と「明日は我が身という不安」は、高齢者でなければ理解できないつらさだと思います。

年をとれば、そのような喪失体験が度重なることは必至です。それがボディブローのようにじわじわと心を痛めつけ、うつを引き起こすこともあるのです。

対象喪失によるうつは、人だけではなく、わが子のように可愛がっていたペットの死もふくまれます。いわゆるペットロスで、うつになる高齢者は意外に多いといわれています。

あるいは、介護が必要な状態になり、田舎の家を売って都会に住む息子（娘）の家に身を寄せたものの、

「思い出が詰まった家も、手塩にかけていた庭も菜園も失ってしまった。もう懐かしい場所に二度と戻れない」

という喪失感が、うつの引き金になることもあります。

そういった意味でも、３・11の大震災で、大事にしていた土地や家を失った高齢者には、うつをふくめた心のケアが必要だと思います。

日々、大切なものを失っていく高齢者

❖高齢者にしかわからない「私が私でなくなる感覚」

高齢者が失う第二のもの――それは「自分自身」です。

中年になると、白髪やシワが目立ってきて、「自分も年をとったな」と思うことが増えてきますが、

「でもまあ、同級生の△△にくらべれば、けっこうイケてる」

「まだ、髪もふさふさしているし、白髪だけ染めれば、見た目の年齢は実際より5歳くらい若く見えるはずだ」

という具合に、等身大の自分と折り合いをつけることができます。

ところが、60代、70代と年を重ねると、あるとき突然「これが自分なのか」とショックを受けることが増えてきます。

朝起きて、顔を洗って鏡に映った自分を見て、「え？ これが俺（私）？」と愕然とする。

あるいは、街を歩いていて、「ショーウインドウにずいぶん老けたじいさん（ばあさん）が映っている」と思ったら、それが自分だった……とか。

容姿や外見が変わることで、自分が自分であるという感覚が失われていくことを、「自己感の喪失」といいます。

見た目以外にも、「仕事がバリバリできる」「孫に宿題を教えてあげられる」「人の名前と顔をすぐに憶えられる」「ゴルフはシングル」など、それまで「これが自分」と思っていたことが、年をとるにつれて、どんどん覆されていきます。

頼まれた仕事が思うようにこなせない。孫から、

「おじいちゃん（おばあちゃん）じゃムリだよ」

と言われてしまう。人の名前がスッと出てこない。いままで難なく入れられたパターが入らない……。

ほかにも、耳が遠くなる、老眼になる、白内障になって視野がぼやける、というように、自分をとりまく世界が変わってしまったように感じる……。

自分には聞こえないのに、みんなが楽しそうに笑っていれば、仲間はずれにされたような気持ちになったり、何度も聞き返すと、家族からぼけたように扱われてプライ

ドを傷つけられたりすることもあるでしょう。

そんな経験が積み重なると、自分が自分でなくなってしまった感覚に襲われます。

もう、いままでの自分ではない。かつての自分は失われてしまったのだと実感することが「自己感の喪失」につながります。

「自分が何者か」を語れなくなるとき

❖退職者を襲う喪失感の正体

第三の喪失体験は「アイデンティティの喪失」です。

会社に勤めている人は、たいてい60歳か65歳で定年を迎え、職業と肩書きを失います。仕事が命とばかりに、会社に情熱をかたむけてきた人ほど、定年退職後の喪失感は大きいといえます。

もっとも、60歳や65歳であれば、まだ若いこともあり、たいていの人は定年による喪失感を乗り越えることができます。

ところが、天下りしたり、定年と同時に子会社の重役にスライドするなどして、70歳を過ぎても仕事を続けてきた人は、その最後の職業を失ったあと、軟着陸するのが大変です。

政界では80歳を過ぎて、要職からは引退したことになっていても、ご意見番や顧問として居座る人が少なくありません。

彼らが年をとっていても、びっくりするほど元気なのは、ある意味、政治家としてのアイデンティティを失っていないからでしょう。

逆にいえば、いつまでたっても重鎮のつもりでいる古老の政治家たちは、アイデンティティを失うのが怖くて完全引退する日を必死に避けているのではないかという気もします。

政治家ほどではなくても、他人から「ひとかどの人間」として見られなくなり、自分自身が「何者であるか」を語れなくなることに、どうしようもなく不安を募らせる人は少なくありません。

だからでしょうか。高齢者向けのパソコン教室では、名刺づくりのコースが大人気だといいます。

住所と氏名だけの名刺では心許ないのか、「○○株式会社　元部長」という過去の役職をつける人もいれば、「映画評論家」「フリーライター」のように、仕事の実体に関係なく、自称すればＯＫの肩書きをつける人もいるようです。

それほど人というのは「私、こういう者です」と名のれる属性が大事なのかもしれません。

❖頼られている老人は、うつになりにくい

職業や肩書き以外では、家族の中での立場や役割も、その人のアイデンティティと深く関わっています。

たとえば、子どもが家やマンションを買うときに、「頭金を貸してほしい」と頼まれたり、「孫の教育資金を援助して」と言われているうちは、「いざというときに頼られる親の立場」を実感できます。ところが、

「もうお父さんやお母さんに何かしてもらわなくても、自分たちだけでやっていけるから」

と言われると、肩の荷が下りたというよりも「私たちはもう用済み」とショックを

受けてしまう人もいます。

そんなときに、病気やケガでもして、子どもの世話にならざるをえなくなると「子どもの役に立つどころか、むしろお荷物になってしまった」と落ち込み、うつを引き起こしかねないのです。

生きるエネルギーを失わせる「自己愛」の喪失

❖プライドの高い人ほど老いに弱い

これまで三つの「喪失体験」（＝対象喪失、自己感の喪失、アイデンティティの喪失）について説明してきましたが、それにくわえて高齢者の心に深い傷跡を残すのが、「自己愛の喪失」の体験です。

これはアメリカの精神分析学者コフートが提唱した概念で、自己愛とは読んで字のごとく、自分を愛することです。

多くの人は高齢者になると、自分で自分を愛することが難しくなってきます。

「ある日突然『これが自分か?』と愕然とすることがある」と述べましたが(=自己感の喪失)、シワやシミが増え、顔も身体もたるみ、体力も衰えた自分に失望し、なかには、「美しくなくなった自分をもう愛せない」と、がっくり力を落としてしまう人がいます。

仕事ができることに自信をもっていた人であれば、閑職に追いやられたり、年齢を理由に退職に追い込まれたりすると、「最前線にいる頃は、あれほど自分は存在感があったのに、社会から必要とされていないダメ人間の自分など、受け入れることができない」と思ってしまうのです。

つまり「私が私でなくなった」だけでなく「こんな私なんて愛せない」と感じてしまうのが「自己愛の喪失」です。

人間は誰でも、自分を愛せることが生きていくエネルギーになります。

社会的地位が高かったり、かつて自分の容姿に自信をもっていた人ほど、年をとって自己愛を喪失すると、見る影もなくしょぼくれてしまったりします。

「年が年なんだから、それもしょうがないよ」と受け入れることができればいいのですが、プライドが高い人はなかなかそうもいかないようです。

老人にこそ必要な「ほめてくれる人」の存在

❖自慢話を聞いてくれる人はいますか

自分を健全に愛するためには、それを支えてくれる他者が必要です。

前述のコフートによれば「自分の心理的ニーズ（自己愛）を満たしてくれる対象」を「自己対象」といい、それには三つの種類があるといいます。

第一が、鏡自己対象、第二が理想自己対象、第三が双子自己対象です。

なんだか難しい用語のように思うかもしれませんが、平たくいえば「自分を認めてくれる人」「不安なときに導いてくれる人」「自分と同じ人間だと感じさせてくれる人」です。

もう少し、具体的に説明しましょう。

たとえば、小さな子どもにとって、母親はつねに自分に注目し、ハイハイすればほめ、よちよち歩けるようになれば手放しで喜んでくれます。子どもはその賞賛を一身に受けて、次のステップに挑戦しようとするわけです。

この母親のような存在を「鏡自己対象」といいます。

大人になっても「鏡自己対象」は必要です。

いい仕事をすると職場の上司がほめてくれたり、オシャレな服を着たときに「センスがいいね」と言ってくれる配偶者がいることが、健全な「自己愛」を支えてくれるわけです。

ところが、年をとってくると、自分に注目してくれる人や、ほめてくれる人が減っていきます。

なんとか自分に注目してほしくて若づくりすると、

「いい年して、みっともないからやめて。見てるこっちがイタイ」

などと子どもに文句を言われたりすることもあります。

ほめられたくて昔の自慢話をすると、

「またその話？　少しぼけてきたんじゃないの？」

などと孫に言われて、ますます傷ついてしまったりします。

まわりの人間は、もしも老人から自慢話を聞かされたら「どうせホラだろう」と思っても、

「それはすごいですね」

といったぐあいに肯定してあげることが大事です。ほめてくれる対象がいると、その人の心は不安から逃れることができ、自己愛が満足するのです。

❖人は死ぬまで「安心させてくれる存在」が必要

二番目の「理想自己対象」というのは、たとえば、子どもが野球の試合に負けて帰ってきたときに、

「1試合負けたくらいで、気にするな。私がそばにいるから大丈夫だ」

と言ってくれる父親のような存在です。

人間は、不安になったり、生きる方向性を見失ったときに、自分よりも強くて頼れる存在を求めます。

「私がいるから安心していいよ」

と言ってくれる人がいることで、人生の道を大きく踏みはずさずに歩いていけるのです。

大人になってからの父親的存在といえば、メンター（指導者）や上司、師匠などが

それにあたるでしょう。

ただ、自分が高齢になると、たいていの場合、メンターは先に亡くなってしまい、不安を引き受けてくれる人生の導き手がいなくなってしまいます。

さらに言うと、メンターにほめられたくてがんばってきた人は、そのメンターの死によって鏡自己対象と理想自己対象をいっぺんに失うことになります。

いい年をして、ほめられたがったり、不安を人に解消してもらいたがったりするのはみっともないと、自分の感情を抑え込めば抑え込むほど、つらい気持ちが増幅してしまいます。

人間には、死ぬまでずっと、ほめてくれる人、そばにいて安心させてくれる存在が必要なのです。

❖お年寄りには「安心感」が必要

もうひとつの「双子自己対象」というのは、コフートが治療者の立場から、晩年になって気がついた概念です。

精神科医は、患者さんががんばったときには「よくできたね」とほめて、鏡自己対象を体験させます。

反対に不安になっているときは、「私がついているから心配要りませんよ」と理想自己対象として患者さんに感じてもらえるように努めます。

それでも、なかには、

「先生のように医者として成功している人に、私の気持ちなんかわかりっこない。どうせお世辞で言ってるんだろう」

と、ふてくされる人もいます。

そういうときに、

「がんばっても、患者さんを治してあげられない医者なんてみじめなものですよ。私も、自分が年をとったときのことを考えると、不安でたまらなくなるときがあるんですよ」

というように、医者自身も同じ土俵の上にいる人間なのだという感覚を味わわせてあげます。

このように、自分と同じ立場の人間なんだという安心感を与えてくれる相手を「双子自己対象」といいます。自分のダメなところ、弱いところをさらけ出せる親友や仲のいい兄弟姉妹などが、これにあたるでしょう。

これら三つの自己対象は、生きるうえでどれひとつとして欠かせない存在です。しかし、高齢になれば、一人、また一人と自分のそばから消えていきます。「自己対象がない世界は酸素がない世界と同じである」とコフートが言っているように、頼れる人の誰もいない世界で生きていくことがどれほど怖いか、まわりの人は十分に配慮してあげる必要があるでしょう。

老人の心を蝕む不安と恐怖

❖うつになる脳のメカニズム

40代や50代は、友達や同僚が亡くなっても「自分はいつ死ぬのだろうか」と深刻に悩む人はそう多くないでしょう。

けれども、70歳をすぎて、まわりに大病する人、寝たきりになる人、認知症になって自分が誰だかわからなくなる人がポツポツ増えてくると「自分もそうなるかもしれない」という恐れが、にわかにリアルさを増してきます。

また、年をとって病気になるのは仕方ないけれど、がんになって苦しみや痛みを味わうのがイヤだという人も少なくありません。

このご時世、将来的に病気を治療するお金が足りるだろうか、たとえ長生きしたとしても貧乏になってしまうのではないかという不安もわきあがってきます。

仮に、これらの不安や恐怖が強かったとしても、脳が元気な場合はなんとか乗り越えることができます。

数々の喪失を体験してショックを受けることがあっても、たぶん時間とともに気持ちを立て直せるでしょう。

けれども、高齢者の場合は脳の機能が衰えていると、心に受けたダメージを受け止めることができません。

最も高齢者の心の状態に影響を与えるのが、神経伝達物質の減少です。

うつ病は、セロトニンという神経伝達物質が減ることで起こる病気です。セロトニンには、喜びや快楽に関係するドーパミンや、不安、驚き、意欲に関わるノルアドレナリンなどの暴走をコントロールして、精神を安定させるはたらきがあります。

これは加齢によって減ってくるため、高齢者になればなるほど、うつ病になりやすいということができます。

年をとれば、豊富な人生経験と知恵があるから、少しくらいの悲しみや不安にも動じないというイメージがあるかもしれませんが、精神科の医師の立場から言えば、それは幻想にすぎません。

ただでさえ、脳が衰えているところに、強い不安、喪失体験が積み重なれば、あっけなくうつになってしまうのが老人なのです。

高齢者のうつがはらむ問題

❖自殺につながる危険性が高い老人のうつ

「うつは心の風邪」という言い方をすることがあります。

「誰でもかかる可能性がある」「かかっても恥ずかしいと思う必要はない」という意味で、偏見をなくす一定の効果はあったと思いますが、精神科医として言わせてもらえば、放っておいてもなんとかなりそうな軽いイメージを広めてしまったのは、困った問題です。

その意味で、高齢者のうつは、風邪というよりも「心の肺炎」かもしれません。適切に治療すれば治りますが、放置すれば死に至ることもあるからです。

うつ病は、気分の落ち込み、悲観、記憶力低下、不眠、食欲低下の症状が悪循環となって、心と身体をさいなむ病気です。

たとえば、不眠がつづくとうつ病がさらに悪化し、食欲が低下すると脳内の神経伝達物質がますます減少して、うつ病を重くします。その悪循環を繰り返して坂道を転げ落ちるようにうつ病が悪くなると、最悪の場合、みずから命を絶ってしまうこともあります。

事実、自殺率は年をとるほど上がります。

日本の1年間の自殺者数は約3万3000人。そのうち、実質的にうつ病で亡くなった人は2万3000人くらいと推定されています（統計上は約7000人とされていますが、これはうつ病の治療をおこなっていたのに亡くなった人の数です）。じつに76％がうつ病で自殺しているというのが世界の統計から割り出された推定値です。

一方、約3万3000人の4割弱にあたる1万2000人ほどが60歳以上です。この数字を見ても、「高齢者は人生の酸いも甘いも嚙み分けて、達観している」などと暢気なことを言えないのがわかると思います。

❖「高齢者のうつを見逃さない」と私に決意させたできごと

私自身にも、思い出すといまだに心が痛くなる経験があります。

浴風会病院に勤務するようになってからまもなくの頃、心気症のような症状をもつおばあさんが入院していました。

心気症というのは、「仮面うつ病」が紛れていることが多く、腰痛、呼吸が苦しい、胸が痛むなどの症状があるのに、検査しても異常は見られません。そのなかでも仮面うつ病の場合はうつ病の薬を飲んでみると、症状が軽くなるというものです。精神的な症状よりも身体的な症状が目立つケースで、そのために心気症と呼ばれています。

このおばあさんは、症状が軽くなったので一時退院したのですが、また具合が悪くなったといって入院してきたその日に、カウンセリングで少しよくなったと油断していたところ、病棟で首をつって自殺してしまったのです。主治医だった私は、呼び出しを受けておばあさんのベッドに行き、自分の手で遺体を下ろしました。「もう精神科医はやめよう」と思うほどのつらい体験でした。

それ以来、私が強く心に決めているのが、「高齢者のうつを見逃さない」ということです。そのおかげもあって、その後、20年以上にわたって一人の自殺者も出していません。

仮に、自殺するところまでいかなくても、まわりが気づかず、「年をとったら、元気がなくても当たり前」などと、高齢者のうつを放っておくようなことがあったら、その人の残りの人生を、真っ暗闇のなかで過ごさせることになります。

うつのまま寿命がつきるのは、最大の悲劇です。

なぜ血圧の薬よりも抗うつ剤が有効か

❖誤解されている「抗うつ剤」という薬

血圧の薬はせっせと飲むのに、「抗うつ剤はなんとなく抵抗がある」と言って、いやがる人がいます。

「軽いうつのようだから、ＳＳＲＩ（セロトニン再取り込み阻害剤）という副作用の少ない薬を出しましょう。老人はセロトニンが減少してうつになりやすいのですが、この薬を飲めば比較的簡単によくなりますよ」

と医者が言っても、

「カウンセリングで治してもらえないか」

「脳に影響を与える薬は怖い」

と薬を受け入れない患者さんや家族は少なくありません。

薬であるかぎり、抗うつ剤も副作用が皆無ということはありませんが、それは血圧の薬でも血糖値を安定させる薬でも同じこと。

第一章で述べたように、正常値にこだわって、むやみに血圧や血糖値をコントロールしようとすると、元気がなくなったり、ひどくなると、せん妄という症状に至ることもあります。

いっぽう、うつ病は、食欲不振、不眠、悲観、記憶障害（そのせいで認知症と勘違いされることもある）、希死念慮（自殺したくなる気持ち）などの症状によって、生きるエネルギーを奪い続けます。高齢者の場合は、放っておくと、そのまま認知症になる可能性も高くなります。というのも、神経伝達物質が不足している状態が長く続くと、神経細胞にも障害が及び、脳の器質的な変化が起きるからです。

患者さんのＱＯＬを考えるならば、ちょっとした血圧の上下に神経質になるよりも、一刻も早くうつの状態から早く解放してあげることのほうが、よほど大事なことではないでしょうか。

もちろん、私が年をとって、うつと高血圧になって、どちらかの薬しか選べないのであれば、迷わず抗うつ剤の処方を選びます。

認知症は突然、起こらない

❖せん妄と認知症は違う

ここでひとつ、高齢者本人よりも、高齢者の家族や身近な人に、とくに憶えておいてほしいことがあります。

老人が突然ワケのわからないことを言い出したり、夜中に大声を出したりするようになった場合、最初に疑うべきは認知症ではないということです。

認知症は、ある日突然発症するものではなく、長い時間をかけてぼけていきます。それに対して、急に意識が混乱しておかしな言動をとりはじめるのは、せん妄という症状です。たとえていえば、身体が起きているのに頭が寝ている状態なのですが、傍からは、認知症よりも認知症らしく見えるので、「いきなりぼけた」と誤解されがちなのです。

主な原因としては、入院や引っ越しなどの環境の変化。何らかの身体的疾患が引き金になっているケース。それと薬の副作用の三つです。

たとえば、風邪をこじらせて入院したら、夜中に起き出して、ほかの患者さんの点滴を抜いてまわるとか、家族の名前を大声で呼び続けるなど、まわりを驚かせるような症状が出現することがあります。

高齢者の診療の経験が豊富な病院や医者であれば、「せん妄」だとすぐに気がついてくれますが、一般の病院には、

「認知症患者は手に負えないので、精神病院か老人病院に転院してください」

と放り出すところもあるようです。

なんとか頼み込んで、肺炎を治して家に帰ると、ぼけたような症状はすっかり治まり、病院で歩きまわっていたことなどケロッと忘れてしまっているということが、高齢者にはよくあるのです。

❖せん妄が出てもあわてないこと

意識障害が起こっていたときのことをまったく覚えていない、というのもせん妄に特有な症状です。

患者さん自身の内的要因としては、風邪や下痢、脱水症状、低血糖、栄養不足などでも、せん妄が誘発されます。心筋梗塞、パーキンソン病、脳腫瘍に伴って、せん妄が出ることもあります。

その場合は、その病気の治療を施したり、痛みを和らげてあげれば、元に戻ることが多いのです。

それから、第一章で説明した多剤併用の副作用として、せん妄が出るのはよくあることです。抗パーキンソン剤、胃潰瘍の薬、不眠などに出される安定剤、風邪薬などによくある抗コリン剤は、比較的せん妄を引き起こしやすい薬です。

薬が変わったとたんにせん妄が出た場合は、どうしても飲まなければならない薬以外の量を減らすことによって、次第に落ち着く可能性が高いでしょう。

せん妄の原因となるものを突き止めて解消すれば、数時間から数週間で、ほとんどが快復します。

いずれにしても、幻覚を見たり、うわごとを言ったり、夜間徘徊したからといって、あわてないことが重要です。

家族は早合点して、ぼけ扱いをしないこと。そして患者さん本人は、せん妄を起こしたことを後から知らされても、本当は自分は認知症なのではないかと落ち込まないことです。

第三章

年齢にとらわれない「老い」とのつきあい方

～老いと闘うか、受け入れるか～

老化は病気ではない

❖60代・70代は脳も身体も、まだまだ現役

老いることとは、病気ではありません。

老化とは、現代の医学では加齢によって細胞分裂が衰えたり、細胞のミスコピーが増えたりすることと考えられています。それに伴って、身体機能が低下し、見た目も変化していきます。

具体的にどの程度衰えるかというと、ある研究で、健康な成人の加齢による生理学的な変化をくらべた、次のようなデータが報告されています。

・脳の重量　7％減少（20歳と80歳）
・脳の血流　20％減少（25歳と80歳）
・筋肉量　30％減少（30歳と70歳）
・心予備力　安静時の心拍量の4・6倍から3・3倍まで減少（25歳と70歳）

↓心臓のポンプ機能。安静時の何倍まで血液を供給できるかを示す。

・肺活量　17％減少（25歳と70歳）

（　）内は比較年齢

たしかに20歳～30歳の若者にくらべれば、70歳～80歳は脳も身体機能も衰えているといわざるを得ません。しかし、これらの数値は、通常の日常生活を送るうえで、それほど支障がないレベルです。

筋肉が落ちたといっても、それはフルパワーでくらべたときの話。たとえば老人が全力疾走するようなことなどあり得ないでしょう。

東京都がおこなった「老人の生活実態」という調査によれば、75歳～79歳の9割近い人が、杖を必要とせず、若い人と変わらずにスタスタ歩いています。

心拍数も、若い人の心臓は平常時の4・6倍の血液を送る力がありますが、70歳で3・3倍のポンプ機能があれば、仕事も日常生活も問題ありません。

正常老化の場合、年をとったからといって、それほど大きく機能低下はしないものなのです。

❖老人の脳は、ぼけていない

では、脳の衰えはどうでしょう。

「小金井研究」という調査で、65歳以上の400人あまり（平均年齢73歳）の知能指数を調べたところ、知識、理解力などを示す言語性IQの平均値は105、動作の俊敏さや正確性を表す動作性IQの平均値は101という結果が得られています。

さらに、この研究では、76歳と83歳になった時点での追跡調査もおこなわれており、言語性IQはまったく衰えず、動作性IQも90と微減に留まっていることが報告されています。この数値は、老人と呼ばれる人たちが脳も身体もしっかりしていることを示しています。

ひとくくりにできない「老人」という患者

❖68歳と83歳の患者に同じ治療はできない

日本では65歳以上をひとくくりで高齢者と扱っていますが、それは実態に即したものとは思えません。

臨床医としての私の実感でも、診察室に入ってくるお年寄りを見たときに、80歳を超えた人はだいぶ老人らしい感じがします。

しかし、70歳の人はまだまだ若く、60代後半の人などは、そもそも老人に見えないことが多いのです。

見た目だけではなく、医療の内容も、70代前半までは、血圧や血糖値のコントロールについて、たいていは若い人と同じ治療をおこなうことができます。

ところが70代後半になってくると、投薬で元気がなくなったり、うつのような状態になったりする人が増えてくるので、治療には慎重さが求められます。

さらに85歳以上になると、4人に1人が本格的に介護が必要な状態になり、病気もひと筋縄ではいかなくなります。となれば、同じ症状でも若い人と同じ診断を簡単にくだすのは、そもそも間違いだということになるでしょう。

大学病院のエライ医者は、そのあたりを総合的な視野で見ていこうという発想がなく、68歳でも83歳でも同じように治療しようとします。でもそれは、あまりにも乱暴で不勉強すぎます。

❖人類学者は75歳未満を「ヤング・オールド」と呼ぶ

アメリカでは40年近くも前に、シカゴ大学教授のニューガートンという人類学者が、画期的な老人論を提唱しました。

それによれば、65歳以上をひとまとめで老人とする年齢区分をやめて、65〜74歳を「ヤング・オールド」と呼び、75歳を過ぎたら「オールド・オールド」と呼ぶというものです。

日常生活を営むうえで特別なケアを必要とするのはオールド・オールド以降で、ヤング・オールドについては「老人扱いする必要はない」と、ニューガートンは主張をくりひろげています。

私もそれに同感です。

ニューガートンがこの考えを提唱したのは1974年のことです。

それから数十年も経っている現在であれば、ヤング・オールドとオールド・オールドを分ける年齢は、さらに上がっているかもしれません。

個人的には、その境目は80歳でもいいくらいだと思っています。

入院患者を襲う「廃用」とは

❖刺激を受ければ入院でぼけない

基本的に、加齢とともに、臓器や脳の老化が起こってくるのは間違いありませんが、そのスピードや度合いは、人によってそれぞれです。

個人個人で差が出る原因のひとつが「廃用」です。

若い人が骨折して1か月程度入院し、寝たきりで過ごしたとしても、骨がくっつけば歩けるようになります。たとえ、その間に何もせずにボーッとしていたとしても、IQがどんどん落ちてしまうということはありません。

けれども、高齢者が同じように骨折して入院し、本も新聞も読まず、天井をながめたまま1か月も寝ていると、理解力が急速にダウンし、見当識（日時や、自分がどこにいるのかなど）が衰えてしまい、ぼけたようになることも珍しくありません。

退院したものの、筋肉が衰えて、その後まったく歩けなくなってしまうというのも、よくある話です。このように、使わないと衰える現象を廃用といいます。しかも、年をとればとるほど、脳も身体機能も、廃用の影響が強く出るようになっていくのです。

逆にいえば、使えば使っただけ老化を遅らせることが可能です。50代で一念発起して適切なトレーニングを積めば、80代で30代の体力を維持することも不可能ではありません。

❖脳トレで機能が改善

肉体だけでなく、いったん衰えたようにみえる脳も、使うことで若返らせることができます。

脳トレで有名な東北大学の川島隆太教授によれば、介護施設に入院している認知症の高齢者に、音読や計算ドリルの教材を毎日やらせたところ、自分では排尿できなかった人が1週間で尿意を伝えることができるようになり、2～3か月でおむつをしていた人の3割が、おむつをはずせるようになったそうです。

高齢者といえば認知症の問題がつきまといがちです。認知症は脳の神経細胞が変性して減っていく病気で、その病気自体を完治させることはできません。

しかし、その状態でも、残った脳の神経細胞を活性化させれば、機能を取り戻すことができるのです。

人間は感情から老化する

❖「丸くなった」「達観している」と言われたら要注意

身体と脳とで、先に老化の影響が顕著になるのは脳のほうです。

年をとると、若い頃にくらべて喜怒哀楽の感情の振り幅が小さくなり、「〜したい」という強い欲望をあまりもたなくなっていきます。それを「丸くなった」「枯れてきた」「達観してきた」とする見方もありますが、裏を返せば「感情が老化した」ということです。

イギリスの政治家ボーリングブルックは「欲望と感情は人間性のバネである」と言っています。欲望も感情も、人生を動かすエンジンのようなもの。それを動かせなくなれば、身体も脳もますます錆びついていくのです。

心の老化は、早い人では40代くらいから始まります。

新しいことにチャレンジするのを面倒がって、旧態依然とした自分のやり方に固執し、部下から「頭が古いんだよ」と呆れられている人が、あなたのまわりにもいませんか。

会社のパソコンくらいは使えても、スマホなどは触ってもみずに「別に必要ない」と敬遠したり、「携帯があれば困らないから」と言い訳したりするのも老化現象のひとつといえます。

❖吉永小百合さんは、なぜ若々しいのか

2010年にアップルのiPadが初めて発売された際、動画サイト（you tube）に「99歳のバージニア、はじめてのコンピュータを購入」というムービーがアップロードされました。

視力が衰えて、一般的な紙の本を読むことができなくなったバージニアという99歳のおばあさんが、指で文字を拡大できるiPadを手に入れ、数年ぶりに本を読み、10篇の詩を書きあげた。彼女の人生に、文学の楽しみが戻ってきたというものです。

99歳にもなって、初めてタブレット端末に触ってみようという好奇心も見上げたものですが、動画に登場する彼女の、見た目の若々しさにも驚かされます。やはり、感情や欲望が現役であれば、容姿の老化のスピードも遅くなるのです。

多くの政治家が70歳を過ぎても若々しいのは、年をとっても権力に対する執着がなくならないからでしょう。

また、芸能人が年齢からすると、びっくりするほど若いのは、「いつまでも美しくありたい」「人に注目されたい」という欲望が人一倍強いからだと思います。

もちろん、若くありつづけるためには、エステ、美容整形、さまざまなアンチエイジング術などを駆使しているに違いありませんが、いちばん大事なのは「感情を老化させない」ことです。

「年をとったんだから老けて見えてもしょうがない」と諦めないことが、見た目の老化や身体機能の低下のスピードを押しとどめます。

その最たる例が、吉永小百合さん。１９４５年生まれなので、お年はすでにヤング・オールドの仲間入りをしていますが、彼女に「老人」というイメージをもつ人はいないでしょう。

女優として活動するだけでなく、ナレーションのボランティアなどに意欲的に取り組んでいることも、吉永さんの心と身体の若さを支えているに違いありません。

ぼけなくても脳は萎縮している

❖感動しなくなったら脳の老化を疑え

繰り返しになりますが、身体の老化よりも先に起こるのが脳の老化です。

私が浴風会病院に勤務していた当時、ＣＴやＭＲＩで撮影した高齢者の脳の写真を、多いときで年間８００枚以上見ていました。

そのなかには、記憶力が著しく衰えた人、認知症で徘徊するようになった人、ものごとに対する意欲を失って、ただボーッとしているだけになってしまった人などの脳もふくまれています。

それでわかったのは、高齢者の脳は、ボケの症状が出ていない人でも、大なり小なり縮んでいるということです。

この病院では亡くなったあとに解剖を許諾してくれる人が多かったこともあり、実際の脳もずいぶん見ましたが、85歳を過ぎた人の脳は、ことごとく縮んでいました。ただし、脳全体が一様に縮んでいくわけではなく、いち早く萎縮が始まる部分もあれば、あまり縮まない部位もあります。

❖最も早く縮むのは前頭葉

前頭葉は意欲や創造性をつかさどる部分で、ここに損傷が起こると、感情や思考の制御ができなくなります。また、意欲が失われ、創造性を発揮することもできなくなります。

脳梗塞や外傷で具体的な損傷がなくても、前頭葉が老化すると、知能そのものは変化しませんが「人間らしい感情表現」がうまくできなくなっていきます。

スポーツの試合を見ても興奮しない、人の気持ちに共感して泣いたり笑ったりできない、新しいことをおもしろがれない、感動しない、ただ日々のルーティンだけを淡々とこなす。このような現象（症状ではなく）が出てきたら、前頭葉の老化の注意信号です。

前頭葉は思考や理性をつかさどるため、この部分が衰えると、「やってはいけない」という歯止めが利かず、社会的規範や法律に反するおこないをしてしまうこともあります。これがひどくなったものが前述の前頭側頭型認知症です。

テレビのニュース番組で「高齢者の悪質な万引き」などとエキセントリックに取り上げていることがあります。

しかし、犯罪者扱いされている高齢者のうち、何人か（あるいは大多数）は、じつは前頭葉が萎縮していて、「盗んではいけない」というブレーキが利かなくなっているとも考えられます。

ボヤキや愚痴は老化した脳が言わせている

❖動脈硬化とセロトニン不足も感情の老化の原因

感情が老化する原因として、ふたつめに考えられるのが動脈硬化です。

血管の壁が何らかの原因で肥厚して分厚くなるとともに弾性が弱まり硬くなる状態

が動脈硬化で、そのために血管が狭くなり、血液が流れにくくなります。これも前頭葉の萎縮と同様、高齢者になれば、多かれ少なかれ起こってくる現象で、特別なものではありません。

動脈硬化を起こすと、狭心症や心筋梗塞、脳卒中のリスクを高めることはよく知られていますが、感情の老化にも深く関わっています。

たとえば、動脈硬化を起こしている人の脳では、自発性の低下や、感情にふりまわされやすくなる、といった症状が現れてきます。

どうでもいいことで激怒しつづけたり、泣き出すと止まらない「感情失禁」が起こりやすくなるのです。

さらに動脈硬化が進むと、脳血管性脳梗塞や認知症に至ることもあります。

第三の原因は、加齢による脳内の神経伝達物質セロトニンの減少です。

意欲低下、悲観、イライラ、不定愁訴、身体の痛みなど、よく聞く「年寄りのぼやき」は、セロトニン減少によるうつ症状と一致しています。

とかく「年寄りは愚痴っぽくていけないね」などと言いますが、じつはセロトニンの減少によって、感情が老化していると考えることもできるでしょう。

「服装や行動」で老化は予防できる

❖自分から老け込むようなマネをしがちなお年寄り

最近の精神医学では、

「人間の心のありようは、内側から湧き出るのではなく外から規定されるものだ」という考え方に注目が集まっています。

これは、感情の老化予防にも応用できる考え方で、要するに「服装や振る舞いを若々しくすれば、心の若さが保てる」ということです。

会社に勤めていた頃は、スーツにしてもビジネスカジュアルにしても、おしゃれに気を遣っていた人が、定年退職して、日がな一日ジャージで過ごすようになったとたん、急に老け込んで精彩を欠いてしまうというのはよくある話。

ところが、そんな人でも、古巣のパーティなどに呼ばれたり、同窓会に出かけることになって、きちんとした服装をすると、急にシュッと背筋が伸びて、表情まで若返ったりします。

❖外野の声をシャットアウトする

女性であれば、いつもスニーカーやウォーキングシューズを履くのではなく、たまにはヒールのあるパンプスで足もとのオシャレをするのもいいかもしれません。

ひざや腰を痛めている人にはおすすめしませんが、ほどよい高さのヒールを履くと、姿勢がよくなるせいか、スタイルまでよく見えてきます。

となると、服装もいつものダボダボでラクなものではなく、少しオシャレしたくなってくるでしょう。

そういう心の華やぎが、脳を若返らせるのです。

カツラや増毛をするのもいいし、白髪を思いきって金髪に染めてみたりするのも、ボトックスでシワ取りをするのも、私は基本的に賛成です。

「年をとって悪あがきするのはみっともない」「年齢不相応だ」などと外野が、やいのやいの言うこともあるかもしれません。

しかし、「高齢者だったら、それ相応の服装をしなければいけない」「ヘタな若づくりなどせず、ありのままの自分を大事にすべきだ」などという、前時代的で無責任な押しつけに屈する必要はありません。

年寄りにしかできないこともある

❖若い人だけが評価される時代は終わった

ここまで話してきたことと矛盾するようですが、「老いる」というのは〝ダメなこと〟なのでしょうか。

いまの日本には、「若いことは善で、老いることは悪」という認識がまかり通っているように思います。

自治体や国政の選挙でも、「日本を復活させるためには世代交代が必要」「老害を一掃すべきだ」とばかりに、30代の議員や首長が当選する傾向にあります。

政策や実績をじっくり検討して投票した結果であれば文句はありませんが、若い人だからということだけで評価されたとしたら、おかしな話です。

老舗の企業でも「不況から脱却できないのは発想が古いからだ。いままでのような膠着した考え方ではなく、新しい発想ができるのは若い経営者だ」ということで、ずいぶんと40代～50代の社長が抜擢されています。とはいえ、これも「若ければいい」

という短絡的な考え方のような気がします。

これだけ急激に超高齢社会へ移行した日本で「若い発想」ばかりがもてはやされるのは、むしろ時代に逆行していると言えるのではないでしょうか。

❖高齢社会のご意見番には高齢者が必要

若い政治家や経営者がダメだと言っているのではありません。

ただ、先進国の多くが超高齢社会に突入しようとしているのですから、年寄りの視点でモノをつくることやサービスの提供を考えることのできる高齢の経営者もいるべきですし、年寄りが安心して暮らせるように、同世代のために本気で知恵をしぼる高齢の政治家が、選挙できちんと選ばれるモデルをつくるべきだと思うのです。

その意味では、高齢者自身も「若い人にがんばってもらわないと」などと悠長なことを言っていないで、自分たちが、もっと豊かでラクに生きられるようなシステムや商品づくりのために声を出していいのです。

それなのに、高齢者が、自分たちの代表である高齢者ではなく、若い政治家や経営者を支持するのは「自分はまだそれほど年寄りではない」「若い人を支持する自分もまだ若々しい部類に入る」「老いを受け入れるのは敗北である」という価値観をもっているためではないでしょうか。

もちろん、心も身体も若々しく健康でいることは重要ですし、なるべく最期までつや寝たきりになったりしないように、必要以上に老け込まない努力をすることは大事です。

ただし「年をとること」自体は悪いことではありません。

老いを完全否定するのではなく、「老いと共存」して元気で長生きすることも、満足して人生の幕を下ろすための方法だと思うのです。

「老い」からの素敵なプレゼント

❖人間は忘れるから幸せに生きられる

絶対音感のある人は、世の中のありとあらゆる音が、ドレミの音階になって聞こえるそうです。

ところが、そういう恵まれた才能をもった人からすると、不協和音や音痴な人の歌を聴かされると、イヤな音が脳に押し寄せてきて、気分が悪くなる場合もあるのだとか。絶対音感というすばらしい才能も、本人にとっては、どうやらいいことばかりではないようです。

では、もしも人間が、すべての記憶を忘れずにいたとしたら、どうでしょう。楽しかったことを全部憶えていられるのはいいかもしれませんが、はらわたが煮えくりかえるようなことや、恥ずかしくて消し去りたいようなできごとも、何もかも憶えていなければならないとしたら――。折に触れ、頭をかきむしりたくなるような過去がフラッシュバックしてきたら――。それは、かなり耐え難いことかもしれません。

人はもともと忘れる動物ですが、年をとればさらに記憶力は落ちてくるものです。認知症をわずらっていなくても、物憶えは悪くなります。

昔のことはよく憶えていても、最近のことが憶えられなくなったり、人の名前がパッと出てこなくなったりするのは、ある意味、仕方ないこと。

フランスの作家バルザックは、

「多くの忘却なくしては人生は暮らしていけない」

と言ったそうですが、人は忘れることができているおかげで、ずいぶんラクに生きられることもあると思います。

❖赤瀬川原平氏の「老人力」に学ぶ

作家つながりでいえば、赤瀬川原平さんは、年をとって物忘れが激しくなったら、「ぼけてきた」というのではなく、「俺もいよいよ老人力がついてきたな」と言えばいいと推奨しました。

「お父さんったら、すっかりぼけちゃって」

というとネガティブなイメージですが、

「あなたもだいぶ老人力がついたようですね」

と言えば、何かちょっと楽しい気持ちになります。

ほかにも、赤瀬川さんは「イヤなことは放っておく」「ムリして苦しむくらいなら、はなからムリはしない」「理屈が正しいかどうかよりも、自分の感覚に従う」「白黒はっきりつけずに、『まあいいか』と適当に応じる」といった「対応力」も、「老人力」

という呼び方で再評価しています。

こんなふうに「年をとることは、『老人力』が身につくこと」と考えて、身体や脳の変化を受け入れれば、老後の人生はずいぶん肩の力の抜けた、自由なものになると思います。

もしも「自分は絶対老いを認められない」「老いた自分を愛せない」と凝り固まっていたら、人間は不思議なもので、老いに対する受容障害を起こすことがあります。

すなわち、

「よぼよぼしているのは老化のせいではない。これはきっと病気なのだ。私は本当は若々しいのだけれど、たまたま病気なだけだ」

と意識下で考えたあげく、それが腰痛や息苦しさになって現れてしまうのです。

こういった病気は心気症の一種で、老いを否定するつじつま合わせに、本来は出なくてもいい病気が身体に出てしまうわけです。

そうならないために、老いと闘いつつ、老いを受け入れる――。

幸せに老いるには、その両方のフェーズを見据えることが大事なのです。

東洋的な高齢社会のすすめ

❖西洋では老人が「憐れみ」を受けている

私は宗教学者ではないので、あくまでも私見だということをお断りしておきますが、先述した「若いほどいい」という昨今の風潮は、欧米から輸入したキリスト教的な契約論の影響が大きいという気がしています。

キリスト教文化においては、神との契約を守って勤勉に働く人、生産性の高い人ほど価値があり、高齢者は非生産者として、施しを受ける対象です。

もちろん、若いうちに財を成して、老後は悠々自適という高齢者もいますが、立場的には「慈悲をかけてもらう人」（チャリティの対象）であることにかわりはありません。

これまた勝手な推測ながら、若くして亡くなったイエス・キリスト（一説には30歳といわれています）は、自分が高齢になったときのことを実感としてとらえてはいなかったでしょうし、現代のような超高齢社会の到来は、彼の中で想定外だったのではないかと思うのです。

だから、極端な言い方をすれば、キリスト教文化的アメリカ型社会では、高齢者は「憐れみ」を受けこそすれ、「尊敬」を受けることはないのです。

❖東洋思想では年寄りを敬い、死を素直に受け容れる

いっぽう、アジアにおいて儒教を唱えた孔子は74歳まで生きたとされています。儒教では長幼の序を重んじ、「年寄りを敬え」という価値体系で成り立っています。

また仏教では、永遠不変のものはない、諸行無常「生まれてきたものは必ず死ぬ」と説いています。もちろん若さも老いも常に移り変わるもの。そこに絶対の価値はないわけです。

これも、釈迦が80歳まで生きて、自らの老いを経験したことが深く関わっている気がします。

この先、世界中で超高齢社会が進むにあたり、キリスト教文化とアジア的価値観とどちらが幸福かというと、がんばって社会に貢献してきた年寄りを尊敬するアジア型価値観に近づいていったほうがいいように思います。

いうまでもないことですが、「これからはみんな、尊敬されるような立派な年寄りになりましょう」という意味ではありません。

むしろ逆で、高齢者と言われる年まわりになったら、死ぬまでの数年なり数十年なりを好きに生きて、元気で幸せに暮らし、満足してこの世を去ることを考える。

そうした年寄りが増えれば（そのために解決すべき問題は山積みですが）、若い世代にとっても「なんだかんだ言って、若い時代を乗り切れば、あとは幸せな年寄りとして納得のいく人生をおくり、自分らしい最期を迎えられる」というインセンティブにもなると思うのです。

第四章

老いの入り口で考えるべきこと

～ぼける前に準備しておきたい老後の暮らし方～

元気なうちに「死にじたく」

❖自分らしい最期を迎えるために…

人は必ず死にます。死から逃れられる人間は存在しません。ただ、人によって違うのが「老い方」と「死の迎え方」です。

「老い方」つまり、人はどうやって老いていくかについては前章で述べたとおりです。この章では、いかにして死ぬまでの道筋をつくるかについて、精神科医の立場から、そのヒントを示していきたいと思います。

高齢化社会の進展で、年間に死亡する高齢者数は、年々増加しています。厚労省の調査によれば、２００４年の総死者数は１０３万人で、そのうち65歳以上は83万人と、全死者数の81％を占めています。

２０２５年には65歳以上の高齢者が３５００万人を突破すると予測されています。1年間に、そのうちの１５９万人が亡くなり、およそ90％にあたる１４３万人が65歳以上という推計になっています。

ということは、１４３万の老人それぞれの「エンディングの迎え方」があるということです。

「理想の最期」というと、漠然と「家族に看取られながら自宅で死ぬ」とか「無意味な延命治療はしたくない」というシンプルなイメージばかりが先行しますが、現実はそんなに簡単ではありません。

「寝たきりになったら、鼻からチューブを入れられてまで生きていたくない」

と言い張っていたお年寄りが、いざそうなったときに、

「それでも生きていたい」

とチューブを受け入れるケースを、私はいくつも見ています。

なかには、「じゃあ、おやすみ」と言ってベッドに入ったら、翌朝もう亡くなっていたというピンピンコロリの極みのような人もいるにはいますが、実際のところ、人がひとり老いて亡くなるというのは、その都度、シビアで生々しい選択を迫られる、たいへんなプロセスなのです。

たとえば、ざっくり考えただけでも、選択を迫られるシチュエーションは無数にあります。

・積極的に治療をおこなうことが、かなりの苦痛をともなう場合、治療をするのか、しないのか
・かなりの高齢になってから、治る可能性が五分五分なら治療をするか、もしくは差し控えるのか
・治る可能性が低い（ゼロではない）場合はどうするか
・病気そのものが治らなくても、一時的にせよ、元気になる見込みがわずかでもあるなら、延命治療はするのか、しないのか
・自分で食べることができなくなったら、栄養のとり方をどこまで受容するのか
・寝たきりになって、フルタイムの介護が必要な状態になったら、どこで誰が面倒を見るのか
・看取りの場所は自宅か病院か施設か
・在宅看取りを希望している場合でも、何かあった場合には救急車を呼ぶのか、呼ばないのか（救急車を呼べば、ほぼ１００％、病院での延命治療に移行する）
・いわゆる植物状態になったら、生命維持はどのレベルまでおこなうのか

❖残された命をどう生きるか

これらについて、まだ元気なうちに「私はこうしたい」「こうしてほしい」という希望を明確にすることは、自分の理想の最期をかなえるための第一歩です。

といっても、先述のように、実際にその場面になったら「やっぱり寝たきりでも生きていたい」と心変わりするかもしれません。それもまた、人生でしょう。

仮に本人が微に入り細にわたって「こうしてほしい」という希望を表明していたとしても、家族の協力が得られなかったり、望みが受け入れられる環境が整っていなかったりした場合は、思ったとおりに実現できるともかぎりません。

もうひとつ付け加えると、医者のなかには、

「治療しないのは、医師としての責任の放棄である。可能性が1％でもあるなら、ありとあらゆる治療を施すべき」

と盲信し、患者さんの希望やＱＯＬを後まわしにしてまで、末期がんの高齢者に副作用のきつい抗がん剤を投与し、ボロボロにして死なせてしまう「名医」もいます。

こんなことを書くと、

「医者が手を尽くして治療をすることの何が悪いのか」

とっかかってくる人もいますが、私は長らく高齢者を診てきて、そうは思わなくなりました。

治療を受けるも受けないも、最期の迎え方も、選ぶ主体は医者ではなく、本人ないし家族です（決断を放棄して「先生にお任せします」と医者に下駄を預けてしまうこともふくめて）。

私が末期がんの患者さんに、余命告知をするとしたら、こう言います。

「この薬を使うと、エビデンスとしては6か月と3週間の余命です。副作用がかなり強く出るので、ＱＯＬはかなり下がります。薬を使わず、積極的な治療を一切しなければ、多少の痛みは残りますが、余命は6か月です。緩和ケアで可能なかぎり痛みを取れば、5か月くらいはおおむねふつうの生活を送れるでしょう。どちらを選ぶかは、ご本人が決めてください」

それで納得してもらえない場合は、放射線治療やホルモン治療、副作用がより少ない抗がん剤のエビデンスを示します。

「先生ならどうしますか？」

と訊ねられたら、

「治らないとわかっているなら、痛みのないほうを選びます。ＱＯＬが上がることで、余命が最初の告知よりも長くなるケースもあります。もちろん、宣告よりも早く亡くなる可能性もゼロではありません」

と答えるでしょう。

❖老いの入口にさしかかったら…

もしもこれが重度の認知症の場合は、インフォームドコンセント（患者が医者などからの説明を聞き、理解し、合意すること）を受けても、患者さん自身が意思表示することは難しくなりますから、決断はご家族にゆだねられることになるでしょう。

そうなる場合も想定して、老いの入口に立ったら、「もしも私がぼけたら、この場合はこうしてほしい」という意思をはっきりさせて、家族にも理解を求めておくことが重要です。

もっとも、老いの入口を何歳とするかは、その人次第です。

ヤング・オールドの仲間入りをする65歳でも、古希（70歳）や喜寿（77歳）といった節目でもいいかもしれません。

どこから手をつけていいかわからないという人は、リビングウィル（生前の意思を示す遺言状）の書式がインターネットなどでも公開されているほか、市販のエンディングノートにも項目が設けられているので、参考にしてはいかがでしょう。

人の世話になる覚悟はできているか

❖長寿国家だからこそ抱える問題

２０１１年の日本人の平均寿命は、男性が79・44歳（世界第8位）。女性が85・90歳（世界第2位）というデータが発表され、日本人女性が27年ぶりに、長寿世界一の座を明け渡したということが話題になりました（世界一は男女とも香港）。

これは東日本大震災で多くの人が亡くなったことと、20代女性の自殺が増えたことが影響したと見られています。

いずれにしても、日本が世界屈指の長寿国であることは揺らいでいません。

「健康寿命」（＝生活に支障がなく過ごせる期間の平均）は、男性が70・42歳、女性が73・62歳というデータがあります（2010年厚生労働省調べ）。

ということは、男性は9年、女性なら12年は、程度の差はあっても日々の暮らしに誰かの助けが必要だということになります。

❖3年以上も寝たきりの生活になることも

たとえば、「寝たきり」の老人だけに絞ると、65歳から69歳の1・5％、70歳から74歳の3％、75歳から79歳の5・5％。80歳以上になるとぐっと比率があがり、80歳から84歳の場合は10％、85歳以上は20・5％となっています（平成8年1月「全国厚生関係部局長会議資料」）。

寝たきりではありませんが「介護がないと生きていけないレベルの認知症老人」の発生率を見ると、70歳から74歳の0・5％、75歳から79歳の1％、80歳から84歳の場合は1・5％、85歳以上3・5％となっています。

つまり「寝たきり」と「認知症」を合わせた要介護老人の比率となると、70歳から74歳の3・5％、75歳から79歳の6・5％、80歳から84歳の場合は11・5％、85歳以上24％というのが現状です。

なお、寝たきりになってから亡くなるまでの期間は1年未満25・9％、1年以上3年未満が26・8％、3年以上が47・3％と、約4分の3以上が1年以上、寝たきりの状態になることをデータは示しています。

「子どもにも他人にも迷惑をかけず、ぎりぎりまで元気なままでいて、入院したとしても、家族や親しい友人に『いままでありがとう』と言うくらいの時間をもらって、せいぜい数か月くらいでこの世を去りたい」

と望んでいたとしても、末期がんなどの場合を除けば、そのとおりになるとはかぎりません。

高齢者の場合、それまで元気で家事も仕事もこなしていた人が、うっかり風呂場で転んで大腿骨を骨折し、1か月寝ていただけでまったく歩けなくなってしまうことも少なくないのです。

85歳を過ぎたら、4人に1人は寝たきりになるか、認知症で介護を受けなければならないのが現実。

「自分だけは大丈夫」とたかをくくらず、心の隅っこで「いつかは介護を受ける覚悟」もしておくべきでしょう。

〝伝説〟と化した在宅看取り

❖家族による在宅看取りは現実問題として難しい

「亡くなる直前まで元気で、最後の夜もいつもどおりに過ごし、眠っている間にポックリと逝きたい」

「家族に見守られながら、住み慣れた家で最期を迎えたい」

「病院でいろいろな機械につながれたまま死ぬのはイヤだ。いざというときの延命処置ができなくてもかまわないから、人生の最後の日々は家で過ごしたい」

誰でも一度は自分なりの「理想の死に方」を思い描いたことがあるでしょう。しかし、理想どおりに死ぬことのできる人は、そう多くはありません。

そもそも「自宅で死ぬ」ということは現実的なのでしょうか。

「家族による在宅看取り」は日本の美風とされていますが、それはあまり根拠のない〝伝説〟にすぎません。

まず、戦前の日本は、けっして長寿国ではありませんでした。

平均寿命が50歳を超えたのは戦後になってからのことで、大正末期のデータによれば、80歳まで長生きした人は2~3%だったようです。当然、介護の必要な高齢者は少なかったと考えられます。

長生きできた人の多くは、おそらく、栄養状態や衛生状態のいい富裕層にかぎられていたことでしょう。

そういうお金持ちの家もふくめて、高齢者が介護の必要な状態になった場合、日本の美風として、その家の嫁や娘が世話をしていたかというと、さにあらず。

富裕層にかぎらず、中流より上の家庭では、お手伝いさんや家事手伝いのような女性労働力を雇うのが普通でした。

❖お手伝いさんも家族の一員だった時代

たとえば、映画『ALWAYS　三丁目の夕日』で、堀北真希が演じていたロクちゃんは、下町にある小さな自動車整備工場の住み込み社員という設定でしたが、本業の自動車修理だけではなく、奥さんである薬師丸ひろ子を手伝って、家事をしているシーンがいくつかありました。

これはあくまでも仮定ですが、もしこの家に寝たきりの年寄りがいたら、ときどきごはんを食べさせたり、薬を飲ませたりするくらいの介護はしたでしょう。

また、１９６０年代に人気を博したテレビドラマ『コメットさん』も、九重佑三子（１９７０年代には大場久美子主演でリメイク）演ずるコメットさんは、サラリーマンの一般家庭にやってきたお手伝いさんという設定でした。

当時はいわゆるセレブの家庭ではなくても、お手伝いさんを雇っている家が、それほど珍しくはなかったのです。

そういう時代ですから、お年寄りの下の世話などは、娘や嫁がやらなくても、お手伝いさんの仕事のひとつとして組み込まれていました。

仮におじいちゃんやおばあちゃんが認知症で徘徊する症状があっても、嫁や娘がつきっきりで見張っている必要はありませんでした。

お手伝いさんに頼んで、お嫁さんがちょっと買い物に出かけたり、娘がお友達と食事に出かけたりするのも、よくあることだったでしょう。

さらに言うと、寝たきりになった高齢者を介護しなければならない期間も、そう長くはなかったと思います。

食べ物を飲み込めなくなったり、ちょっと口にしてもむせるようになったりすれば、当時は栄養を補給しつづける有効な手段もなく、食べられなくなった高齢者は自然に痩せおとろえ、枯れていくのが当たり前でした。

また、介護する人が体位転換をこまめにやったとしても、褥瘡《じょくそう》から感染症を起こせば、そのまま命を落とすということもままあることでした。

医療の進歩で〝寝たきり〟が長期化

❖老人の死に場所が家から病院へ

やがて医療が進歩し、鼻からチューブを入れたり、胃瘻《いろう》などによって栄養を与え続けることが可能になり、感染症も抗生物質を使えば、おおごとにならずに済むようになりました。

乱暴な言い方かもしれませんが、医療が進んだことによって、高齢者が寝たきりのまま生きのびる期間が長くなった。つまり、介護が必要な期間が延長されたということとです。

高度成長期に入り、核家族化が進むと、かつてのようにお手伝いさんや家事見習いさんを雇う中流家庭はさすがに少なくなりました。

では、そういう一般の家庭で（セレブではないという意味で）、介護の必要な高齢者が出た場合、どうしていたかというと、病院が受け皿になっていました。

年老いた親が脳梗塞で半身麻痺になった。転んで大腿骨を骨折したあと、寝たきりになり、頭もぼけてしまった。病気やケガそのものの急性期は脱したけれど、家で世話をすることができない……。

そうなった場合には、長期入院をさせてくれる病院に転院させることができました。これがいわゆる老人病院です。

脳梗塞や骨折の治療はほとんどしないけれども、食べさせて、入浴や排泄の世話をして、最終的には「死に場所」を提供していたわけです。

こういう老人病院で死ぬことが、本人にとって幸せかどうかは別として、少なくとも家族にとっては、「目の離せない高齢の病人がいるから、仕事に行けない。たとえ数時間でも家を空けられない」という問題の有効な対策とされていました。

❖社会的入院は非難されるべきものではない

その後、医療財政が厳しくなり、積極的な治療をしない老人病院の「社会的入院」は医療費のムダ遣いだと非難されるようになっていきました。また、必要もないのに点滴や薬を出して、高齢者を食い物に金儲けしようとする悪徳病院が摘発されたこともあり、死ぬまで長期間、入院のできる病院は激減しました。

２０００年の介護保険制度の開始以降は、長期入院型の病院やホームを療養型病床群と呼び、これまで以上に数を減らす方向に進んでいます。

要するに、「介護保険というサポートを用意したから、年老いた親は子どもが家で面倒みなさい」という方向に、介護制度が転換したのです。

このように40歳以上の人がみな介護保険料を徴収され、施設で介護を受けることが措置ではなく権利となったのに、実際はその権利を行使できないケースがたくさんあります。

特別養護老人ホームの数が足りず、入所まで3年待ちといったありさま。保険という名の下に、給料や年金から強制的に徴収しているのですから、施設介護が必要になったらもれなく受けられるというものでなければ、それは国家的詐欺です。

お金持ちは、身銭を切って有料老人ホームに入ればいいようなものですが、政治家のコネなどを使って、まっさきに公的な特養に入り、はじかれた低所得の高齢者は、家族が仕事を辞めてまで在宅介護をするか、プラスアルファのお世話料金（差額ベッド代など）を取る老人病院（療養型病床）に入るしかありません。

こんなでたらめなシステムは保険とは言えないでしょう。

たとえ未整備なシステムにも使い方はある

❖介護サービスは遠慮するな

公的な介護サービスのシステムがいかにでたらめでも、あるものはどんどん使うべきです。

たとえば、元気でふつうに働けている老人が、たまたま自転車にぶつけられて骨折したとします。

歩行訓練のリハビリが必要な場合、65歳以上であれば誰でも、介護保険のデイケアを利用して、歩行訓練を受けることが可能です。

もしも自宅でリハビリしようとしたら、家族の誰かがつきっきりで、転倒しないように見ていなければなりませんが、日帰りのデイケアに行けば、その間は家族が自分の仕事をしたり、ちょっと息抜きをすることもできます。

高齢者本人にかぎらず、身内にも、

「介護保険のサービスなんて、寝たきりか、ぼけて何もできなくなった老人のためのもの」

と思い込んでいる人は少なくありません。

でも、「他人様の世話になるのは恥ずかしいこと」「そこまで年寄り扱いされるのは心外だ」と思って拒絶しているのなら、それは大きな勘違いです。

たしかに、かつての高齢者福祉は、「お上のお情け」的なイメージのある制度だったといえるでしょう。

本人の意思とはあまり関係なく、「老老介護で家族の手に余るから」「独居で誰も世話する人がいないから」「しょっちゅう徘徊して近所迷惑になっている」などの条件を審査し、「措置」として特養に入所させていたのです。

しかし、制度が変わって「保険」とすることにより、介護サービスを受けるのは正当な権利になりました。

本人が保険料を払うほかに、利用料として介護サービスの1割を負担すれば、9割を保険料と税金でカバーするシステムです。

仮に自動車保険が、家の駐車場でちょっとこすってバンパーに傷をつけただけでも利用できて、翌年の保険料も上がらないとしたら、多くの人がいまよりももっと積極的に保険の適用を求めるでしょう（実際は、利用すると翌年からの保険料が上がってしまいますが）。

それと同じことで、要介護度の最も軽い「要支援1」（日常生活の基本動作は自分で、ほぼおこなえるが、一部に手助けが必要な状態）でも、週2〜3回のサービスが、ひと月の限度額4万9700円（自己負担4970円）まで受けられます。

もちろん、介護サービスを利用すると、翌年から保険料が上がるなどということはありません。

それに、限度額を超えた部分については、自腹を切って全額負担をすれば、毎日介護を受けることもできます。これが意外と知られていないのは残念です。

❖介護疲れも大きな問題

老老介護、あるいは親の介護をするのは娘（息子）ひとりなどという場合は、「毎日、デイサービスで預かってくれると、昼間は休めるので、夜間の介護に備えられる」

「仕事を休まずに済む」

というケースもあると思います。

情けは人のためならずと言いますが、介護保険は受給者本人のためだけでなく、家族のためのものでもあります。

「夜はいつも妻（夫）に面倒をかけているから、私がデイケアに行っているあいだ、ゆっくり昼寝するといいよ。そのための介護保険だ」

と思えば、「お上のお情け」などではなく、「当然の権利」として堂々と利用できるのではないでしょうか。

もうひとつ付け加えておくと、昔と違って介護保険を受ける理由は、家族の都合であってもかまわないというのがキモです。

たとえば、認知症の高齢者を短期間預かるショートステイを利用する人に、目的を

たずねると、申し訳なさそうに、

「急な出張が入ってしまって」

「息子がインフルエンザにかかってしまったから、おじいちゃんにうつすと悪いと思って」

などと口実を言うので、

「ここだけの話、ホントのところはどうなんですか？」

と突っ込んで聞いてみると、

「じつは介護疲れでこのところイライラがたまっているので、気晴らしに温泉に行ってこようと思って」

と小声で答えたりしたものでした。

介護保険が始まる前なら、こういうことは許されなかったのですが、今は小さくなることなんか、ありません。

介護認定で認められた範囲なら、理由を問わずショートステイを利用できます。温泉はもちろん、北海道に行こうと、ハワイに行こうと、友達を呼んで家でパーティをしようと、

「ぼけてしまった親を施設に預けて好き勝手するなんて、どういう了簡だ」

などと責められることもありません。

親の介護で子供の人生を奪うな

❖看取るほうの負担があまりに大きい在宅介護

この本を手にとってくださっている65歳以上の方に、ぜひ考えていただきたいのは、「在宅介護・在宅看取り」は、よほど条件がそろっていないと、実現できないということです。

在宅介護を支援するケアマネージャー、ヘルパー、往診してくれる医師など、バックアップ体制が整っていることも重要なのですが、それよりもまず、「そもそも在宅で死ねる人ってどういう人だろう」と考えると、誰でも理想をかなえられるわけではないことに気づきます。

在宅介護を可能にするためには、いくつかの条件をクリアする必要があります。

まず、病人の余命がある程度見えていること。

たとえば、末期がんのように、数週間か、長くても半年というのであれば、仕事をもっている家族も会社に申請して介護休暇を取ったり（それもなかなか難しいのが現実ですが）、兄弟姉妹がいる場合はシフトを組んで代わる代わる介護にあたったり、短期集中で面倒をみることができるかもしれません。

けれども、たとえば認知症の場合はどうでしょうか。

病気が徐々に悪くなっていくことはたしかだとしても、どんな状態で、いつまで介護を続けていかなければならないかを予測することができません。出口の見えないトンネルのようなものです。

最初のうちこそ、家族みんなが協力しても、長期化すれば結局、配偶者、娘、嫁のうちの誰か（最近は息子というパターンも）、ひとりの肩にずっしり負担がのしかかるようになります。

そうなれば、仕事をもっていた娘や嫁は離職を余儀なくされることでしょう。介護が終わるのが何年後になるかわかりませんが、その後で中高年の女性を復職させてくれるところは、まず皆無です。

❖認知症が進んだ場合は悲劇的な状況になりかねない

第二の条件は、病人の意識。

末期がんの患者さんは、たいていの場合は、亡くなる直前まで家族とコミュニケーションがとれます。

リビングウィルも、その都度、本人が意思表示することができるので、亡くなったあと、家族の心に、

「お父さんが望むようにしてあげられた」

「お母さん本人の口から葬儀や遺品整理のことまで、きちんと聞かせてもらえた」

と、ある種の達成感というか、介護をやりきった気持ちが残ります。

かたや、がん以外の場合、85歳を過ぎると4割の人は認知症になります。

認知症がかなり進んだ患者さんは、家族はおろか自分が誰かさえ、わからなくなってしまい、せっかく家にいても、そこがどこなのかもわかりません。

介護する家族にとっては、相手が大切な人であればあるほど、問いかけても答えてもらえない状況でずっと世話を続けるのは悲しいことでしょう。

だったらむしろ、施設介護に切り替えて、せっせと面会に通ってあげるほうが、本

人にとっても家族にとってもいいのではないでしょうか。

第三に、介護うつや虐待の問題。

「在宅看取りは日本の美風」などと、ありもしない幻想を行政やメディアが押しつけたせいで、介護者の多くがひとりで苦しんでいます。

私に言わせれば、認知症の患者さんを世話している身内の人は、たいていがんばりすぎて疲弊しています。

たまにショートステイを利用したり、ほかの身内にときどき交代してもらえればいいのですが、責任感の強い人ほど、「大切な親（配偶者）をきちんと世話しなければ」という意志が強く、いつのまにか自分自身を追い込んでいきます。

❖介護者が自殺する危険性も高い

警察庁の「平成21年中における自殺の概要資料」では、遺書などによって「介護・看病疲れで自殺」したことがわかっている人は、285人と発表しています。

この数はまさに氷山の一角で、介護がもとになってうつ病にかかっている人は、推定10万人ともいわれています。

介護による激しい疲労や睡眠不足、ストレスなどで健康を害している人は、その何倍もいるはずです。

介護者の精神的疲労は、被介護者に向かうこともあります。

在宅介護をおこなっている家庭で、虐待を疑われる通報の件数は、年間約2万件。これはあくまでも公になっている数で、実際の数はもっと多いはずです。現実にアンケート調査では介護者の約35％が虐待の経験があると答えています。

最悪の場合、長年の介護疲れで被介護者を殺してしまう事件も、２００７年から毎年、30件、46件、49件、55件と増えていることが報告されています。

日本福祉大学の湯原悦子准教授の調査によると、被害者の3割は認知症で、

「懸命に介護したけれども、自分の力では、どうすることもできなくなって、殺してしまった」

というケースが多いといいます。

行政が不要な道路や無意味なホールなど建設しているお金があったら、特養をどんどんつくって施設介護に切り替えれば、かなりの確率で起こらずに済んだはずの悲劇です。

介護保険は国家的詐欺か

❖年々増え続ける介護離職者

家族の介護・看護のために離職する人は、年間約14万4800人。そのうち男性は2万5600人、女性は11万9200人（2006年10月からの1年間。総務省調査）となっています。

2002年からの5年間で離職した人の総数は56万人に及んでいます。次の調査では2011年10月からの1年間で、おそらく20万人以上、累計では100万人を超すと予想されています。

なぜそれほどの人が離職するのか。

それは、特養の総定員数が41万床しかなく、さらに42万人が空き待ちをしていること。要介護認定された高齢者は2009年の統計で475万人もいること。

要するに、保険といいながら、特養に入れる人は、たった10分の1しかいないからです。

生命保険で、「死亡時1000万円を支払います」と契約しておきながら、実際に亡くなったときに「100万円しか払えません」という保険会社があったら、たぶん誰も契約しません。

そこのところを、行政は真摯に考えなければ、〝詐欺〟と言われても言い訳ができないはずです（まあ、すでに消えた年金問題で、国家的詐欺という前科はあるのですけれど）。

それならば老人病院を「終《つい》の棲家」とする、という選択肢も昔はありましたが、医療財政が逼迫したことにより、社会的入院に批判が集中しました。

その結果、どんな治療をしても（あるいは治療しなくても）、病院の収入が変わらない定額制が導入され、長期入院については、保険点数を減らす方針まで打ち出されました。

たたみかけるように、2017年には従来型の老人病院（介護療養型医療施設）は廃止される予定になっています。

ということは、これまでを上回る介護難民が自宅に帰され、介護離職者がますます増えるという「介護崩壊スパイラル」に突入するのは必至です。

❖低所得者層には選択肢がない

いまの制度が、低所得者層を圧迫する「在宅介護保険制度」と揶揄されているのも、むべなるかなです。なぜならば、親を有料老人ホームに入れてあげる資力のない子どもには、在宅介護しか選択肢が残されていないからです。

介護離職に話を戻すと、親や配偶者の介護のために仕事を辞める人は、6割近くが40～50代の働き盛りです。

生活費はもちろんですが、自分自身の老後のためにも貯蓄が必要だし、子どもがいる場合は教育費もまだかかる時期でしょう。

それでもまだ、親が年金もふくめて、自分自身の介護資金をもっている場合はいいでしょう。

それもなくて、介護する人間の収入が途絶えれば、経済的にも不安定になり、そのことが、うつや介護虐待の呼び水になることは容易に想像できます。

また、子どもの子ども（被介護者の孫）が、経済的な理由で大学進学を断念させられるようなことも起きるでしょう。3世代にわたって、介護に押しつぶされる事態は、何としてでも避けたいところです。

なぜ死に場所を自分で決められないのか

❖守られるべきは介護者

国際長寿センターが2010年から2011年におこなった「理想のみとり」に関する調査によると、「最期を迎えるのに理想の場所」として「自宅」を上げた人は79・2％にのぼります。

ただし、「実際に最期を迎えるであろう場所」も「自宅」と予想している人は8・2％という結果になったそうです。

このことは「できるなら自宅で死にたいけれど、現実問題は難しいだろう」という現代日本人の意識を反映しています。

私は必ずしも死に場所として「自宅」を理想化する必要はないと思っています。「最後まで家にいたい」という願いをもっている高齢者は少なくありませんし、心優しく責任感の強い家族なら、「その思いをかなえてあげたい」とがんばってしまうかもしれません。

ためしにショートステイを利用してみたけれど、高齢者が「あんなところにずっといるのはイヤだ」と言えば、施設介護に切り替えたいとは言い出せなくなっている人もいるでしょう。

あるいは、大事な親を施設に入れるのは、まるで姨捨山に置き去りにしたような罪悪感にさいなまれる家族も少なくありません。

初期の認知症の場合、なるべく環境を変えないことが、症状を悪化させない秘訣であることはたしかです。

でも、そこそこ病気が進んでしまうと、ホームなどの施設に入れても、ニコニコして幸せそうにレクリエーションに励んだり、入所者や介護職員とおしゃべりしていたりします。

住めば都――。認知症で自分がどこにいるのかわからなくなっても、人はそれなりに適応していける生き物のようです。

そう考えたとき、家族がひたすら身を削って、職も投げ打って、在宅介護にこだわりつづけるのが大事なのか。

プロに面倒をみてもらい、身体も心もできるだけ快適に保ちながら、ときどき会いに来る家族から笑顔をもらえる状態を、果たして「棄老」と呼ぶことができるのか。もし何かのきっかけで死を意識するようなことがあれば、元気なうちに自分自身の老い先について考えてみるとともに、介護と看取りについて家族で十分に話し合っておく必要があるでしょう。

❖死にゆく者の潔さが残された家族を救う

この章の最初にも言ったとおり、病気の治療や延命などについては、本人の意思を尊重すべきですが、介護については、本人の願いを尊重しつつも、介護する人にとっての最善の道をとるべきだと思います。

たとえ親が一時的にいやがったとしても、そのために家族もろとも介護崩壊の道を進むというのは、はなはだ疑問があります。

ちなみに介護付き有料老人ホームについては、サービスの質が悪いときには、契約後3か月以内であれば、前払い金の全額（経費相当分を除く）を返還しなければならないという「90日ルール」が法律で定められました。

「気楽にちょっと入ってみる」というわけにはいかないかもしれませんが、解約の救済手段ができたことは、ある程度評価できます。

介護サービスの内容や質はもちろんですが、「生涯住み続けられるのか」「体調に応じて病院との連携はとれているのか」も選考の基準に入れておきたいものです。

少子化が超高齢社会にもたらした影響

❖ひとり介護は物理的にムリ

両親のどちらかが亡くなり、残った親が要介護状態になった。介護を誰が担うかを考えたとき、少子化が大きな壁となって立ちふさがります。

戦後まもない1947（昭和22）年の出生率は4・54。それが10年後には2・04に落ち込み、現在は1・3前後になっています。

以前のように、兄弟姉妹が4人も5人もいれば、交代で介護をしても、なんとかやっていけるでしょう。遠方で介護がムリな人がいれば、その分は費用を出してもらうというチョイスもあり得ます。

ところが、兄弟姉妹がふたりしかいない場合は、どちらか一方が介護のできない状態になると、すべてをひとりで背負わなければなりません。

ふたりとも故郷を離れていて、親だけが実家に残っているとすれば、誰か他にみてくれる身内でもいないかぎり、どちらかがいままでのキャリアなり生活なりを放棄して、帰郷しなければならなくなります。

ふたりとも息子で、妻子を養うために離職できないとなると、今度はどちらかの嫁に、介護の負担がのしかかってきます。

いずれの場合を想定しても、ひとりで抱えられるほど、介護は楽な仕事ではありません。それが離職、介護うつ、虐待、殺人などの悲劇を生み出す元となっていることからも容易に想像がつきます。

❖故人の枕元で相続争いを演じさせないために…

自分が倒れたとき、介護のローテーションもふくめて誰に面倒をみてもらえるかについて、家族で話し合っておくことは必須です。それと同時に、遺産相続について明確にしておくのも、この世を去る人の責任といえるかもしれません。

「私が倒れたら、介護は長女に頼むけれど、死んだ後の相続は兄弟姉妹で話し合って決めればいい。うちの家族にかぎって、もめるわけがない」

と楽観している高齢者が多いのですが、親が息を引き取った瞬間に、お金の話をはじめる遺族は珍しくありません。

「私はずっと介護をしていた」

「でも、おねえさんは、マンションを買うときに頭金を親から融通してもらったんだから、私は遺産を多めにもらえる権利がある」

「おにいさんは月に1度しか顔を出さず、たまに来ても話をするだけで、おむつ替えもしていないんだから、介護したことにならない」

など、生臭い話が故人の枕元でぽんぽん飛び交うのです。

よく言う「争続」にならないためには、「介護をしてくれない子どもには、遺産はやらない」と宣告するくらいのドライさも必要です（法的には介護しなかった子にも遺留分を請求する権利はありますが）。

場合によっては、法的に効力のある公正証書遺言を残しておくことも、検討すべきです。

私はかねがね、親を介護した子ども、農林水産業、親の店や工房を継ぐ子どもには財産を継承させてもいいが、それ以外の子どもには遺産を継がせず、相続税は100％にすればいいと主張しています。

そうすれば、「税金にもって行かれるよりマシ」と高齢者マネーが消費にまわされ、停滞している日本経済にも活気が戻ってくることになるはずです。そして、それが高齢者自身の幸せにつながることも、たしかだと信じているからです。

第五章

自分らしい最期の迎え方

～考え方次第で死に方が違ってくる～

長生きは「させられるもの」ではない

❖老いと闘うか共存するか

私が医学生だった頃は、アルツハイマー型認知症にかかると、５年程度で亡くなると教えられたものですが、いまでは10年、15年と生きる患者さんが珍しくなくなりました。

寝たきりの状態になっても「生かし続ける医療」のおかげで、長生きできる（もしくは、長生きさせられる）ようになったのです。

そこで出てくるのが、「どこまで治療をおこなうのか」という問題です。

日本の高齢者医療のテーマは、老化のメカニズム、老化予防、老化のスピードを遅くする方法、老人病とされる病気を治す方法など、基本的に「老いと闘う」分野を中心に進んできました。要するに、老人を「老人でない状態にする」方向へと進化してきたわけです。

もちろん、それはそれで、大いに評価されるべきことでしょう。

年をとっても心身ともに若々しくいられるなら、そのほうがいいでしょう。たとえいくつになっても、元気で活動できるのなら、もちろん、それに越したことはありません。

ただ、どんなにがんばって老化しないように気をつけていても、末期がんになったり、認知症のように、元には戻せない病気にかかる人もいます。

その時点で、死はまだ遠いものだとしても、そこから残された人生の選択肢はふたつに絞られます。

ひとつは、医者の言いなりになって、痛みを伴う治療を受け、薬づけになって、つまり、ＱＯＬを落としてでも、一日でも長く生きようとする道。

もうひとつは、多少、寿命を縮めることになったとしても、痛みだけは抑えてもらって、趣味や旅行などのやりたいこと、好きなこと、楽しいことをやって、残された人生を満喫する道。

これまでは、少しでも長生きをさせることが医療の目的でした。

しかし、いまは、それを患者自身が選べる時代、いや選ぶべき時代がきていると思うのです。

❖死に際で迷うのも人間らしさ

病気が進行していき、死を意識せざるを得ない段階になると、

「とことん病気と闘い続けるか」

「闘っても苦しむだけなら、積極的な治療をせず、苦痛を和らげる方法をとるか」

のどちらかを選ぶ必要に迫られます。

最終のフェーズを迎えようとするとき、多くの人は、

「ムダな延命治療をせず、自然に死にたい」

「治らないのがわかっているなら、人工呼吸器をつけたり、体中にチューブを差し込まれて、スパゲティ状態になってまで、生きていたくない」

と言います。リビングウィルというかたちで、はっきりとその意思を表明している人もいるでしょう。

ところが、いざ具合が悪くなってくると、「なんとか治してほしい」と言う人はけっこういます。

そういうときに、

「自然に死にたいって言ったじゃないですか。本当に自然死したいなら、このまま点

滴も投薬も酸素吸入もしないほうがいいですよ」

とは言えません。

事実、口元に食べ物をもっていっても飲み込めないほど弱った患者さんに点滴をしたら、症状が改善して、また食べられるようになるということは、高齢者医療の現場ではよくある話です。

そういう高齢者医療の現実をよく知りもしないで、

「国民医療費を削減するためには、高齢者のムダな医療はやめるべきだ」

という人もいますが、何がムダで何がムダでないのか、これまで述べてきたように、それほど簡単に白黒つけられるものではありません。

脳卒中や心筋梗塞にかかり、治療をしても快復がうまくいかず、肺炎を併発して死んでしまう人もいます。そうかと思うと、抗生物質を投与したら、ケロッとよくなって、また自分で食べられるようになる人もいるのです。

末期がんの場合は、おおよその余命は予測がつきますが、それ以外の病気、たとえば認知症でも動脈硬化でも、どの段階が終末期なのかは、老人をたくさん診ている医者でさえ、なかなか判断できません。

終末期の判断が難しい理由

❖生命と老化、ふたつの終末期

高齢者の終末期をふたつのタイプに分けるとすると、次のようになります。

①生命の終末期

ガンはもちろん、ほかの病気でも、治療に反応せず症状がどんどん悪くなっていき、やがて死期を迎えます。

②老化の終末期

とりたてて原因となる疾患がないのに、ものが食べられなくなります。いわゆる老衰という状態です。昔はこのまま枯れるように自然死するのが普通でしたが、いまは、胃瘻《いろう》をはじめとする人工栄養をおこなうので、よほどのことがないかぎり亡くなることはありません。

患者さんが高齢者の場合に注意しなければならないのは、治療すれば治る可能性があるのに、それを見逃して（もしくは無視して）、積極的な治療をしなかったせいで亡くなるケースです。

前項でも少し述べましたが、高齢者が食べられなくなるのは、多くの場合、老衰ではなく肺炎や脱水症状が原因となっています。脱水症状と肺炎を併発していると、熱が出ないこともあるので、老衰に見えてしまうのです。

この場合は、点滴と抗生物質でほとんどは快復するのですが、老化の終末期と判断して何も治療をしないと、そのまま死んでしまいます。

患者さんがたとえ、「口から食べられなくなったら、そのまま人工栄養もしないで自然死させてほしい」と望んでいたとしても、治るはずのものを治さないのは、患者さんのメリットになりません。

そうはいっても、寝たきりや認知症の高齢者の場合、治療して状態が安定しても元のレベルほどは元気にならず、少しずつ衰えていくこともよくあります。その人がどうなったら治ったといえるのか、どこからが終末期となるのか、明確に区別がつかない問題もあります。そこが高齢者医療の難しいところでもあるのです。

「生かされる」ことに納得できるか

❖医者は患者を死なせることはできない

口から食べたり飲んだりできなくなったり、むせて肺炎を起こすようになった場合、医者から胃瘻《いろう》をすすめられることがあります。

胃に穴をあけて管を通し、直接、流動食や水分を入れる方法で、鼻からチューブを通すよりも患者さんにとって不快感が少ないのが特徴です。

たとえば、脳梗塞を起こして、左右どちらかが麻痺してしまい、食べ物が飲み込めなくなったときは、胃瘻を造設して栄養を補給し、それと並行してリハビリをおこなった結果、ふたたび口から食べられるまでに快復することもあります。

厚労省の調査によれば、約900人の高齢者のうち、胃瘻をはずせるまでに快復したケースは、生存者の6・5％だそうです。さすがに、この6・5％は無視できませんから、胃瘻はすべてやめろと言う人は少ないでしょう。

ただ、症状が重くなった認知症患者の場合は、胃瘻を造設されても、いずれは寝たきりになり意識もなくなっていきます。

そういう状態で生き永らえることが、はたして本人のためになるのかどうかは、医療者のあいだでも見解にはばらつきがあります。

たとえば、その患者さんが、元気なころに「延命治療はしないでほしい」という意思表示をしていた場合、胃瘻で栄養を送り続けることは、「望まない延命をしていることになるのではないか」と悩む家族も少なくありません。

医者のなかにも、「治る見込みのない延命治療は、患者さんに苦痛を与えるだけ。自分で食べられなくなったら、胃瘻はもちろん中心静脈カテーテル（カテーテル（管）の先端を心臓の近くの太い血管に位置させるカテーテル）や点滴などもせず、そのまま自然死させるべきだ」という人もいます。

❖「尊厳死」に対する「尊厳生」という考え方

たしかに、胃瘻は、患者さんと家族が共に過ごす最後の時間を与えてくれるものですから、たとえ意識がない状態でも、栄養を中止するのは抵抗があると考える医者もいます。

胃瘻にかぎらず、こういう議論をするときに必ず出てくるのが「尊厳死」の視点ですが、どういう死に方が患者さんにとっていちばんいいかは、一律に決められることではない、と私は考えています。

尊厳のある「死」を大切にするのと同じように、いま目の前の尊厳ある「生」にも、敬意を払うべきです。とくに私が思うのは、最後の最後で「尊厳」を持ち出すのではなく、そこに至るまでの過程が、もっと大切だということです。

たとえば、医者から、

「私の言うことをきけば、１００歳まで生きられますよ」

と言われて、苦痛の伴う治療を受けて、飲むとだるくなるような薬を投与され、あれはダメ、これもいけないと制限されながら生きていく入院生活もあります。

一方、88歳まででもいいから、楽しい人生を過ごして人生の終焉を迎えるという過ごし方もあります。

患者自身が、そのどちらかを選択できていいはずだということです。

チューブにつながれ、人工呼吸器で命をつないでいても、本人の感覚のどこかに「それでも生きていたい」と思う気持ちがあるかもしれません。傍目にはつらそうに見えても、本人は痛みをあまり感じなくなっていて、穏やかに死に向かおうとしているのかもしれません。

人は突然老いるのではなく、少しずつ死に近づいていきます。

元気なときは「食べられなくなったら、もう死んでもいい」と言っていたとしても、いざ胃瘻をつけられたら「これはこれで、悪くない」「生きられるなら、もうしばらく、家族と一緒にいたい」と感じていないと、誰が断言できるでしょうか。

自分らしい最期を考えるヒント

❖死は意外と身近にある

日本中の人が「死」について考えさせられた直近のできごと——それは3・11です。死亡者1万5867人、行方不明者2904人（2012年7月25日現在）。2万人近い人たちの人生がそこでぷっつりと断ち切られてしまいました。

誰もがテレビや新聞、インターネットなどでその悲惨な状況を目の当たりにして、

「死は、いまこの瞬間にも訪れるかもしれない」と感じたのではないでしょうか。
医学の世界では、死には三つのタイプがあると考えられています。

①突然の死

心筋梗塞、脳卒中、交通事故など、何の準備もしていないときに訪れる死です。精神病医という立場から言うと、うつ病で自殺することも、発作的に命を絶つケースが多いので、突然の死の一種と考えていいのではないかと思います。

②慢性型の死

老衰で大往生するパターンや、骨折などで寝たきりになり、次第に衰えて死に至るパターンです。認知症などで脳の機能が低下し、やがて死を迎えるケースなどもふくまれます。

いずれも、衰えだしてから息を引き取るまで、ある程度時間がかかることと、いつ死ぬのか、本人も医者も予測がつかないという点が共通しています。

③余命を告知される死

末期がんなどで、だいたいどのくらいで死を迎えるか予測がつく死です。余命を知らされたことでうつになり、告知された余命を待たずに自殺してしまう人もいないわけではありませんが、死ぬまでにどうしたいかを考えることができるという意味で、十分に準備して死ぬ「納得死」も可能といえるかもしれません。

❖充実した人生こそ満足な死を迎える方法

以上、三つの死に方の中でどれがいいか選べと言われたら、私なら第三の「余命を告知される死」を選びます。期限が決まっているぶん、自分のいままでの生き方を見つめ直したり、残りの人生を充実させる方法を考えることができるからです。

多くの人はピンピンコロリで「突然の死」がいいと言いますが、今夜ふとんに入ってそのまま死んでしまっても、何も後悔しないという人はほとんどいないでしょう。

たとえば、ドラマや映画のように亡くなった自分を見下ろしながら、

「まだやり残した仕事があるのに！」

「下の子どもはまだ高校生で、これから学費が必要なのに」

「私が遺言状を書いていなかったせいで、医者が『ご臨終です』と言い終わるか終わらないうちに、遺産のことで子どもたちがもめだした！　頼むから相続の遺言をするあいだだけ生き返らせてくれ！」

などと後悔するのではないでしょうか。

第二の慢性的な死については、まわりに迷惑をかけるからイヤだという考え方もあります。けれども、人は生きていれば、何かしら他人に迷惑をかけているものです。故意にことを起こして、まわりに尻ぬぐいをさせるような迷惑は問題ですが、ふつうにヘルパーや家族に介護してもらうことまで、迷惑をかけて申し訳ないと萎縮する必要はないと思います。

たとえば、認知症の場合は、本人に死が近づいた頃には、かなり症状が進んでいるので精神的なつらさを感じることはありません。脳が病的に変化していくのは、現代の医学では治しようがないのですから、もし自分が認知症になったとしたら、「誰が悪いわけでもない。そういう巡り合わせ」として、正々堂々と（本人はなんの自覚もないのですけれど）介護してもらうしかありません。

どっちにしても、人は死に方を選べるようでいて、案外選べないものです。

大事なのは、楽観的でもなく悲観的でもなく、「自分はいつどんなふうに死ぬんだろう」ということを、ある程度の年齢になったら真剣に考えてみることです。

一縷の望みがあれば家族は諦められない

❖延命治療について論議すべき時期を迎えている

高齢者医療を語るとき、避けて通れないのが経済問題です。

「死期が迫っていて、治る見込みのない患者に、何百万もの医療費を投入するのはいかがなものか」

「本人だってつらいだけなのに、スパゲティ状態になってまで生かしておくのは、本当にいいことなのか」

「救命につながらない治療に何百万もの大金をつぎ込むのでは、医療費の多くを支えている現役世代のモチベーションを下げる」――。

この手の議論のすり替えには、私は違和感を覚えます。

人がひとり、この世を去らんとするとき、最後の数日間であれば、何百万円かけてでも、「愛する人と少しでも一緒にいたい」と家族が望むことを間違いだとは思いません。

「今後、人口における高齢者の比率が増えていくのだから、快復の見込めない高齢者向け医療費を削減するのは仕方がない」

「現役世代が収めた後期高齢者支援分の保険料は、助かる人の治療に使われるべき。もう助からないとわかっている高齢者の治療を厚くすべきではない」

という意見もあります。であるならば、国民の総意として、

「どうせ助からないのなら、医療は打ち切るべきだ」

「国民医療費を圧迫するから、見込みがない年寄りは、早く死んで下さい」

とするのでしょうか。

もちろん、本人が望んでいない延命治療であれば話は別ですが、そうでなければ、医者として、いや人間として、ずいぶん冷たい話だと思います。

日本の場合は、急激な超高齢社会となってしまったために、延命治療の是非を問う時間がなかったといえるかもしれません。

❖積極的な延命治療をおこなわないスウェーデン

日本とは対称的な国がスウェーデンです。

スウェーデンでは高齢者に対して、「スプーンで食べ物を口元にもっていったときに、食べようとしなければ、もはや生きる意志（意思ではなく）がないものとして、積極的治療をおこなわない」という社会的同意ができています。

「食べなくなったら、その後は基本的に延命措置をしない」というコンセンサスがあるのです。

しかし、日本の場合、少なくとも現時点では、そこまでの国民の合意どころか、議論さえもなされていません。

ただ、ひとつ言っておきたいのは、そもそも、いまの日本では、終末期医療に対して、それほど多額のお金がかかっているとは思えないということです。

私が勤めた浴風会病院では、末期でもひとりあたりの月の保険請求が50万円を超えることはそれほどありませんでした。

２０１０年の寝たきり高齢者数は１７０万人と推計されますが、そのうち末期に相当する人は多く見積もっても35万人でしょう。

とすると、浴風会と同じレベルの治療ならば、月に1750億円。

2025年に寝たきり老人数がピークに達し、約230万人になるといわれていますが、それですら月に2500億円程度です。

もっとも、人間の最期に、それだけのお金をかけるのが本当にもったいないかどうかを問うべき時期にはきているのでしょう。

メディアでは、なかなかとりあげられませんが、本書でも、すでに指摘したように、それよりももっと大きなムダ遣いがあります。

それは、不要な薬や余計な検査です。おそらくそれには億単位どころか兆単位のお金がかかっています。

死を目前にしたような人の医療費ばかりが注目されがちですが、それよりも手前の段階で削れるムダはいくらでもあるということです。

延命治療を望んでいない人であればともかく、生死に関わる最後のところを削減するのではなく、それ以前の状況にいる人間が必要のない医療費を使わないほうが、よほど国民医療費の削減に貢献します。

「死ぬときの心配」より「老後の楽しみ」

❖死に方は生きたことの集大成

「どういう死に方をしたいか？」と聞くと、多くの人は、

「ピンピンコロリで死にたい」

「いろんな装置をたくさんつけられて、チューブまみれになるのはイヤだ。装置をはずしたら生きていけない状態になったら、いっそ全部はずしてほしい」

「心肺停止に陥ったら、蘇生術はしないでほしい」

など、いまわの際《きわ》の話をします。

でも私は、その手前の段階のことをもっと考えてほしいのです。

子どもたちを独立させて、親としての責任は果たした。会社も勤め上げた。そういう時期になったら、死ぬまでの10年か20年か（あるいはもっとかも）、その間をどう生きるかということです。

❖65歳からの「人生の選択」

たとえば、あなたがいま65歳だとします（65歳から制度上は高齢者になります）。

さて、今後、病気になるたびにきちんと病院にかかり、医者の言うことを厳格に守り、病気を予防するために処方された薬も正しく飲む道を選びますか。その場合、多くのケースで血圧や血糖値を下げるように言われます。

また、この道を選択した場合、どんなに好物でも、甘いもの、しょっぱいもの、脂っこいもの、お酒、たばこなどは我慢してもらいます。

それでも、「我慢しないと、長生きできませんよ」と主治医は言うはずです。

処方された薬を律儀に飲んでいると、頭がぼんやりしたり、元気がなくなったり、身体がだるくなったり、うつ、せん妄など、心の状態が悪化する危険性が高くなりますが、長生きするためですから、死ぬまで何十年も我慢して薬を飲み続けてもらわなければいけません。本当に長生きできるかどうかは、保証しませんけど……。

別の選択もあります。

１００歳までは生きられないかもしれませんが、必要な薬以外は最初からもらわないようにし、合わない薬は「いらない」と言う――。

確約はできかねますが、80歳くらいまでは頭もはっきりした状態で生きられる可能性が高くなります。

こちらの場合、頭がはっきりしているぶん、おいしいものを食べたり、好きな映画やスポーツを観たり、旅行したり、家族としゃべったりする時間はたくさんもてるでしょう。

そしてこちらも、結果的に短命になるか長生きできるかは、わかりませんが。

それほど高齢者についてのエビデンスがないのです。

❖生き方・死に方は医者ではなく自分が決める

くどいようですが、もう一度言っておきます。

どちらを選んだほうが幸せなのか、どういう生き方を選択するか、主治医が決めるべきことではありません。

「薬を飲んで、しっかり治療を受けないと、早く死にますよ」

などということは、医者だって本当はわかっていないのです（わかっているという医者がいたら、その医者は勉強不足か詐欺師です）。

「1分1秒でも生きていたいから、そのためにできることは何でもやってほしい」と望むのもその人の生き方。

「動けるあいだは、調子が悪くならない程度に薬を飲んで、検査の異常値にいちいち目くじら立てずに人生を楽しみたい。それで2～3年寿命が縮むことになったとしても、納得ずくだ」と思うのも、その人の価値観。

後者は、「もし長生きできなければ、医者のせい」と責任転嫁できないぶん、本人も（家族も）勇気がいるかもしれませんが……。

いずれにせよ、こういう選択は医者ではなく、患者のすることだというのが、本書で一番言いたいところです。

よけいな我慢をするから老化が進む

❖誤解されていたモルヒネ

参考までにいうと、末期がんの場合、ずいぶん長いこと、モルヒネを使うと寿命が縮むと言われ、痛みがあっても緩和ケアはせず、引き続き、抗がん剤などの治療を続けるほうがいいと信じられてきました。

ところが、最近では、モルヒネを投与して痛みを取ったほうが、ＱＯＬが上がって食べることも動くこともできるようになるため、むしろ延命効果があるということがわかってきています。

すでにあるがん細胞を叩いたり、増殖を予防するための積極的な治療よりも、患者さんの身体がラクになることを選んだほうが、むしろ寿命が伸びるというのも、身体の不思議なところです。おそらくは、そのほうが免疫機能が高まるからでしょう。

心筋梗塞、糖尿病、脳卒中についても、80歳すぎてから大量の薬を投入して、治療オンリーの生き方をするより、身体も心も我慢しない方法を選んだほうがかえって長生きできるということがいずれわかってくるかもしれません。

少なくとも、血圧、血糖値、コレステロール値、体重（ＢＭＩ）、喫煙について、ＮＧだと言われていたことが、むしろ長生きに結びついていたことは、すでにお話ししたとおりです。

#「自尊死」の心得

❖医者の言いなりになるな

「人に迷惑をかけずに自分らしく死ぬ」

「最後に『ありがとう』と言って、家族に手を取られながら死にたい」

「ピンピンコロリが理想の死に方」

と当たり前のように言われていますが、「誰にとっても理想的な死に方」など、この世にはないと思います。

仮にあったとしても、そのとおりに死ねる人など、ひと握りでしょう。

「考えてどうにかなること」ならともかく、「考えたって理想通りに死ねるとはかぎらない」のなら、もっと別の視点から、「死」について考えてみてはどうでしょう。

本書のタイトルに冠した「自尊死」とは、尊厳ある死に方をしようというだけではありません。

自分が納得して決めた「自尊生」を生きた結果、老後20年くらいにわたって「医者の言いなりではない生活をして、潔く最期の瞬間を迎えましょう」という私のメッセージを込めています。

❖和田流「自尊死」の心得

しめくくりに「自尊死」と向き合うポイントをまとめてみました。

・「元気でちょっと短命」「我慢して長生き」のどちらかを早い段階で選ぶ
・「いざというとき、どう死にたいか」と同時に、「今日から死ぬまでのあいだ、どう生きたいか」を決める
・医者の脅しを真に受けない
・若い人向けの健康常識をそのまま信じ込まない
・薬や治療内容について、医者にエビデンス（根拠）を求める
・検査結果や医者の言うことよりも、ときには自覚症状と直感に従う
・「どういう治療なら納得して受けられるか」を医者まかせでなく、自分で決める
・治療によってＱＯＬがどの程度変わってくるかを聞く
・心と身体の結びつきを大事にする

・うつを放置しない
・つらい治療より、心と身体がラクなほうを選んでもいい
・リビングウィル（延命治療、脳死、献体など）について、家族と話し合っておく

日本人は世界トップレベルの長寿になり、定年退職してから、何十年も生きていくのが当たり前になりました。

老後は、人生の消化試合ではありません。

その間ずっと、「死なないように、病気にならないように」と、過剰に健康を気遣い、息を潜めて我慢することが、楽しい生き方なのでしょうか。

医者の私が言うのもなんですが、自分の意思で、かぎりある「生」をまっとうすることこそ、「自分らしい死」を迎える第一歩だと思います。

■和田　秀樹（わだ　ひでき）
1960年生まれ。東京大学医学部卒業。東京大学医学部付属病院精神神経科、老人科、神経内科にて研修、国立水戸病院神経内科および救命救急センターレジデント、東京大学医学部付属病院精神神経科助手、アメリカ、カール・メニンガー精神医学校国際フェロー、高齢者専門の総合病院である浴風会病院の精神科を経て、現在、国際医療福祉大学大学院教授（臨床心理学専攻）、川崎幸クリニック精神科顧問、一橋大学経済学部非常勤講師、和田秀樹こころと体のクリニック（アンチエイジングとエグゼクティブカウンセリングに特化したクリニック）院長。

著書に『人生を狂わせずに親の「老い」とつき合う』『「がまん」するから老化する』『人は感情から老化する』『老人性うつ』『脳科学より心理学』『経営者の大罪』『テレビの大罪』など多数。

翻訳書に『「あいだ」の空間——精神分析の第三主体』『トラウマの精神分析』などがある。

映画監督として2007年12月劇映画初監督作品『受験のシンデレラ』でモナコ国際映画祭最優秀作品賞受賞、2012年8月公開の第二回作品『「わたし」の人生　我が命のタンゴ』（秋吉久美子、橋爪功主演）が話題を呼ぶ。

患者よ！医者を信じるな
精神科医 和田秀樹の「自尊死」のすすめ

2012年9月10日　　初版発行

■著　者　和田秀樹
■発行者　川口　渉
■発行所　株式会社アーク出版
〒162-0843　東京都新宿区市谷田町2—7　東ビル
TEL.03-5261-4081　FAX.03-5206-1273
ホームページ http://www.ark-gr.co.jp/shuppan/
■印刷・製本所　三美印刷株式会社

ISBN978-4-86059-116-8